DES
PERTES SÉMINALES
INVOLONTAIRES.

Ouvrages du même Auteur :

Recherches anatomico-pathologiques sur l'encéphale et ses dépendances. Paris, 1830 à 1836. Lettres 1 à 9, formant 3 vol. in-8.............................. 27 fr.

Observations pathologiques propres à éclairer plusieurs points de physiologie; 2e édit. Paris, 1825, in-8....... 3 fr.

Observations sur l'origine et le mode de développement des zoospermes. Paris, 1841, grand in-8...... 2 fr. 50 c.

Aphorismes d'HIPPOCRATE, traduits en français, avec le texte en regard et des notes. Montpellier, 1839, in-18. 3 fr.

Des rétrécissemens de l'urètre et de leur traitement. Paris, 1825, in-8, fig......................... 4 fr. 50 c.

DES
PERTES SÉMINALES
INVOLONTAIRES;

PAR

M. LALLEMAND,

Professeur à la Faculté de Médecine de Montpellier; Membre correspondant de l'Institut, etc.

Ἡ δὲ τέχνη μακρὴ... ἡ δὲ πεῖρα σφαλερὴ,
ἡ δὲ κρίσις χαλεπή....
(Ἱπποκράτους ἀφορ. τμῆμα πρῶτον. A.)

TOME III. — 2e PARTIE.

PARIS,
BÉCHET JEUNE ET LABÉ, LIBRAIRES, PLACE DE L'ÉCOLE DE MÉDECINE, 4.
MONTPELLIER,
LOUIS CASTEL, LIBRAIRE-ÉDITEUR, GRAND'RUE, 32.
1842.

TRAITEMENT.

J'ai commencé par examiner les causes nombreuses et souvent combinées qui peuvent produire la spermatorrhée, afin d'expliquer, autant que possible, leurs divers modes d'action; mais, au point de vue thérapeutique, il importe moins de remonter à la cause première des pertes séminales, que de constater la cause immédiate qui les entretient *actuellement*, ce qui n'est pas toujours la même chose.

Des pollutions peuvent avoir été provoquées par la masturbation ou par des excès vénériens, etc., et plus tard être entretenues par des dartres, par des hémorrhoïdes, etc. En pareil cas, c'est évidemment de ces dernières que le praticien doit s'occuper. Les pertes séminales peuvent encore tenir à la faiblesse *actuelle*, au relâchement des organes spermatiques, ou bien, au contraire, à un état d'irritation, d'inflammation chronique de ces parties, après avoir été provoquées par les causes éloignées les plus diverses. Or, pour le choix d'un traitement, on peut ne pas tenir compte de ces causes éloignées, mais on ne saurait attacher trop d'importance à la cause immédiate qui entretient désormais la maladie ; car c'est l'état *actuel* des organes spermatiques qu'il s'agit de modifier pour obtenir la guérison.

Ce point de départ ne doit jamais être perdu de vue dans l'appréciation des moyens à mettre en usage contre la spermatorrhée ; moyens nombreux, variés et même opposés, dont l'opportunité peut seule assurer le succès, dont l'emploi doit encore être modifié suivant le tempérament et l'idiosyncrasie de chaque individu, et suivant les phases de la maladie, etc.

Pour mettre autant d'ordre que possible dans cette étude compliquée, je grouperai ces différens agens d'après les indications à remplir, et je commencerai par celles dont le but est le mieux déterminé.

Ce qu'il y a de plus important à bien établir, c'est la nature spéciale de ces indications ; car c'est elle qui doit servir de guide au praticien, les mêmes moyens produisant souvent des effets opposés, suivant les cas dans lesquels on les emploie. Je m'efforcerai donc de réunir d'une manière aussi claire et aussi complète qu'il me sera possible, les caractères les plus propres à faire distinguer ces indications spéciales, avant de passer à la discussion des agens qui conviennent le mieux pour les remplir. Je ne craindrai pas de reproduire des remarques disséminées ailleurs, si elles peuvent contribuer à éclairer le diagnostic si obscur des indications. Avant d'agir, il est indispensable de savoir ce qu'on doit faire ;

et, dans la consomption, c'est précisément ce qu'il y a de plus difficile : les moyens thérapeutiques ne manquent pas.

§ Ier. *Ascarides vermiculaires* ou *oxyures.* — Ce sont de petits vers blancs, d'environ 1 centimètre de longueur, et pointus par les deux bouts, qui siégent dans la dernière partie du gros intestin, s'agitent et sautent avec une extrême vivacité, quand ils sont rendus vivans Cette grande mobilité leur a valu le nom qu'ils portent depuis la plus haute antiquité : ascaride, ἀσκαρίς des Grecs, vient de ἀσκαρίζω, je saute, je frétille.

Quoique cette espèce ait servi de type à tout le genre, ses caractères génériques sont difficiles à constater. On voit bien quatre bandes longitudinales régner symétriquement tout le long du corps, mais la tête est si pointue, que les trois tubercules de la bouche ne peuvent être vus qu'à l'aide d'un bon compresseur et d'une forte loupe. Les sexes sont séparés; la femelle est beaucoup plus longue et plus grosse que le mâle, probablement à cause des œufs qu'elle porte. Ils sont quelquefois si nombreux, que la forme primitive du corps en est altérée : ils sont contenus dans deux tubes simples, qui constituent seuls les ovaires. La verge du mâle est bifurquée. Dans les deux sexes, la queue se termine par une pointe cornée, très-longue relativement au corps et d'une extrême ténuité, contournée en spirale chez le mâle, et droite chez la femelle. Le mot oxyure est excellent pour caractériser cette espèce, puisqu'il veut dire *queue pointue*, et désigne ainsi la véritable cause des fâcheux effets produits par ces parasites.

C'est cette pointe acérée que l'animal enfonce dans l'intestin pour s'y cramponner ; c'est à l'aide de ce point fixe qu'il agite son corps dans tous sens, pour chercher sa nourriture ou pour s'accoupler. Quand il veut changer de position, il allonge son corps à l'aide des fibres circulaires, fixe sa bouche comme une ventouse, puis il détache sa queue, la rapproche de l'extrémité antérieure à l'aide d'un des faisceaux latéraux, et l'enfonce de nouveau brusquement dans les parties. C'est ce que j'ai pu observer à la surface des matières fécales ou à la marge de l'anus, et mieux encore au périnée, chez une petite fille affectée subitement d'une leucorrhée abondante. Au moment où sa grand'mère découvrit les parties génitales, deux ascarides cheminaient, comme je viens de l'expliquer, en arpentant rapidement l'espace qui sépare la marge de l'anus de l'entrée du vagin.

Il est très-facile, d'après cela, de se rendre compte des phénomènes divers causés par la présence de ces parasites.

α. Le symptôme le plus constant que les malades éprouvent, est une démangeaison insupportable à la marge de l'anus. L'examen des parties ne fait reconnaître aucune dartre dans le voisinage, mais la membrane muqueuse qui tapisse les sphincters, est rouge, injectée, enduite d'une mucosité abondante et quelquefois sanguinolente. Elle est parsemée d'une multitude de petits points rouges, qui sont évidemment dûs, ainsi que la démangeaison, aux piqûres produites par la queue des ascarides. Ce qui le prouve, c'est que beaucoup de malades, exaspérés par cette espèce de rongement insupportable, ont introduit le doigt dans l'ouverture de l'anus, en ont détaché des ascarides vivans, et quelquefois les ont ramenés sous l'ongle avec lequel ils s'étaient grattés. Il est clair que c'est le frottement du doigt ou de l'ongle qui les a détachés, et leurs piqûres expliquent le redoublement du prurit qui avait déterminé le mouvement instinctif de ces malades.

La sensation qu'ils éprouvent n'est pas toujours la même; elle redouble ordinairement à certaines époques de la journée, qui varient suivant les individus, ou peut-être suivant les heures de repas, car c'est le plus souvent 5 ou 6 heures après le dîner, que le prurit augmente. Plusieurs tabescens m'ont assuré qu'ils sentaient les ascarides descendre à la marge de l'anus avec la précision d'une pendule, et cette ponctualité ne peut guère s'expliquer que par le retour périodique des phénomènes digestifs, qui se terminent dans la dernière partie du gros intestin. Cette périodicité était telle, chez un jeune malade du Prof.r Cruveilher, que ce praticien si distingué administra d'abord le sulfate de quinine en potion, puis en lavement, croyant avoir affaire à une fièvre intermittente (1).

Les selles sont ordinairement faciles, molles, très-fétides et enveloppées d'une grande quantité de mucosités épaisses et filantes, ou bien aqueuses comme de l'eau de savon, et souvent mêlées de stries de sang; ce qui se conçoit, puisque la membrane muqueuse du gros intestin doit être à peu près dans le même état que celle de la marge de l'anus. Cette irritation est également cause de la promptitude avec laquelle l'intestin se débarrasse des matières fécales. Aussi la diarrhée est-elle assez fréquente, et la constipation excessivement rare dans tous les cas de cette nature. L'abondance du mucus contribue encore à la mollesse des selles. C'est pourquoi, chez ces tabescens, les pollutions, provoquées par la défécation, ne sont pas dues à la compression mécanique des vésicules séminales, mais à leur contraction spasmodique, excitée par celle des tissus voisins. C'est, le plus souvent, lorsque les malades sont occupés à se rajuster, qu'ils ressentent, à l'extrémité du gland, une humeur visqueuse et abondante, c'est-à-dire du sperme plus ou moins aqueux. D'ailleurs, cette émission brusque est ordinairement précédée de plusieurs contractions spasmodiques du rectum (2).

Un autre symptôme remarquable, c'est la fréquence

---

(1) *Dictionnaire de médecine et de chirurgie pratiques*, art. *Entozoaire*, pag. 337.

(2) *Voy.* Observ. 47, tom. I, pag. 281.

d'élancemens douloureux, qui partent de la base de la verge pour se terminer à l'extrémité du gland, semblables à des coups de canif, entremêlés d'une espèce de rongement continuel vers la fosse naviculaire. Ces sensations ont de l'analogie avec celles que produit la présence d'une pierre dans la vessie, et elles poussent aussi les malades à se tirailler le prépuce pour les faire cesser, ou du moins pour en diminuer l'importunité.

Il est clair que ces sensations ne peuvent être provoquées que par la piqûre de la partie du rectum qui tapisse la prostate et la portion membraneuse de l'urètre. Je n'ai pas besoin de dire que les pollutions nocturnes et diurnes sont dues à la même cause, dont l'action s'étend aux vésicules séminales.

J'ai parlé ailleurs (1) des érections importunes, des rêves érotiques, des désirs vénériens qui persistent chez les tabescens, malgré l'affaiblissement général de l'économie, le trouble de toutes les fonctions et même la perte de la virilité. Ces phénomènes ne peuvent se concilier que par l'action des ascarides; aussi n'existent-ils simultanément, que dans les cas où les pertes séminales sont entretenues par les oxyures. Leur rapprochement doit donc faire soupçonner aux praticiens l'existence de ces parasites.

---

(1) *Voy.* tom. III, pag. 116 et suiv.

β. Il n'est pas nécessaire pour concevoir tous ces effets, d'admettre que la queue effilée des oxyures atteint les vésicules séminales, la prostate et la portion membraneuse de l'urètre, après avoir traversé toute l'épaisseur de l'intestin, ainsi que l'a supposé M. Raspail (1). Il suffit de se rappeler que le plexus hypogastrique forme un réseau inextricable dans le tissu cellulaire qui unit le rectum aux parties les plus profondes des organes génitaux, et que ce plexus fournit, d'un côté comme de l'autre, de nombreux rameaux qui s'anastomosent directement entre eux, au moyen de ce réseau intermédiaire fourni par le grand sympathique et des branches antérieures des nerfs sacrés.

γ. Ces symptômes sont assez nombreux et assez tranchés pour mettre sur la voie des ascarides. Cependant, parmi les exemples de pollutions nocturnes qu'on trouve dans les auteurs, il en est beaucoup qui sont attribuées à la masturbation, et qui n'étaient dues probablement qu'à la présence de ces parasites. La VIIe Observation de Campe, rapportée par M. Doussin-Dubreuil, me paraît évidemment de ce nombre. Voici comment s'exprime le malade :

« Ma maladie consiste principalement en ce que je ne

---

(1) *Gazette des Hôpitaux*, 19 nov. et 1er déc. 1839.

me trouve pas dans les parties naturelles tout le ressort qu'elles sont faites pour avoir ; que j'y éprouve sans cesse une certaine *chaleur* et une certaine *sensibilité*, qui ne seraient pas insupportables par elles-mêmes, mais qui le deviennent par leur continuité ; et enfin, que je suis tourmenté par des pertes de semence qui se renouvellent presque chaque nuit. Je suis devenu sujet, par suite, à des sueurs excessives ; et quand je suis exposé à un certain degré de chaleur, j'éprouve *dans le fondement des démangeaisons* auxquelles je ne sais qu'opposer ; comme aussi des *tiraillemens* au-dessus des reins, aux *réservoirs de la semence*, etc. Cette *sensibilité dans l'intérieur de la verge*, qui ne me quitte point, s'augmente aussitôt que je laisse mon imagination se fixer sur quelque pensée lascive ; enfin, lorsque je me touche pour uriner, ce qui m'arrive assez souvent, je ressens à l'instant même une vive douleur qui me descend jusque dans les deux testicules (1). »

On voit que ce malade ne dit pas un mot de masturbation, et que les symptômes dont il fait mention, ressemblent à ceux que provoquent les ascarides. Cependant, ce fait est rangé parmi les cas d'*onanisme :* c'est dans ce sens que le rapporte le D.r Doussin-Dubreuil. Cette préoccupation des auteurs qui ont écrit sur la masturbation, les a bien souvent empêchés de remonter à la véritable cause des pertes séminales, et par conséquent d'employer le seul mode de traitement qui pourrait être utile.

---

(1) *Lettres sur les dangers de l'onanisme*, etc., pag. 73.

8. Les pollutions peuvent être entretenues par la présence des ascarides, après avoir été provoquées par toute autre cause ; ce qui peut encore éloigner les praticiens de la véritable indication à remplir (1).

Il arrive souvent que les érections dues à l'action des oxyures conduisent à la masturbation. Ce fâcheux résultat s'explique facilement par les érections que ces parasites provoquent chez les enfans les plus jeunes, par les démangeaisons et les élancemens qu'ils entretiennent dans le gland, et dont ces malades se soulagent en frottant vivement et en tiraillant beaucoup le prépuce. On conçoit qu'alors la masturbation s'établit *spontanément*, même lorsque les parties sexuelles ne sont pas encore développées. Ces deux circonstances devraient suffire pour faire soupçonner des ascarides vermiculaires, lorsqu'il n'existe pas de pierre dans la vessie.

Plus tard, ces mêmes érections *pathologiques* peuvent pousser des adultes à des actes vénériens, hors de proportion avec l'énergie réelle de leurs organes génitaux. D'un autre côté, des enfans tourmentés par des ascarides peuvent avoir contracté, comme d'autres, de mauvaises habitudes avec leurs camarades. Enfin, les adultes ne sont pas préservés de sociétés dangereuses par la pré-

---

(1) *Voy.* les Observat. 51, 52 et 53.

sence des ascarides ; ils peuvent donc se livrer aussi à la débauche, à la boisson, et contracter des blennorrhagies, des blennorrhées, etc.

En voilà plus qu'il n'en faut pour expliquer les pertes séminales les plus fâcheuses, et cependant elles peuvent être entretenues par des ascarides.

Bien plus, un individu qui n'aurait jamais été tourmenté par ces parasites avant d'éprouver des pertes séminales, peut en être infecté plus tard par l'effet même de sa maladie. On sait que l'affaiblissement des digestions, un régime végétal, lacté, et la privation des liqueurs spiritueuses, du vin en particulier, favorisent puissamment le développement des ascarides, et ces conditions sont précisément celles dans lesquelles se trouvent habituellement les tabescens.

Dans tous les cas de cette nature, les circonstances antécédentes rendent si facilement compte des pertes séminales, qu'on néglige ordinairement de rechercher si elles ne sont pas entretenues par la présence des ascarides ; et tous les traitemens viennent échouer devant cette complication.

1. Il est vrai que j'ai rencontré des tabescens chez lesquels les ascarides n'avaient pas la même importance (1) ;

---

(1) *Voy.* tom. I, pag. 332.

mais alors ces parasites étaient peu nombreux, et les malades n'éprouvaient pas les symptômes caractéristiques dont je viens de parler. D'ailleurs, si l'expulsion de ces hôtes importuns n'a pas suffi pour amener la guérison, elle l'a du moins favorisée. Il est donc toujours indiqué de commencer par combattre les ascarides, toutes les fois qu'on en rencontre chez les tabescens; car il importe, avant tout, d'en débarrasser le malade, quand même ils n'agiraient que comme complication. D'ailleurs, ce traitement, en supposant qu'il soit inutile, ne peut avoir aucun inconvénient.

ζ. Il n'est pas toujours aussi facile qu'on pourrait le croire, de constater l'existence des ascarides. Quelques malades n'en rendent que fort peu dans chaque selle; d'autres en expulsent davantage, mais seulement à des époques éloignées. La plupart d'ailleurs n'ont jamais pensé à s'en assurer, ou du moins n'ont pas fait, à cet égard, des observations assez précises, ne se doutant pas de la petitesse des ascarides vermiculaires. Il ne faut donc pas compter beaucoup sur leurs assertions. Pour obtenir plus tôt un résultat concluant, il faut prescrire, pendant plusieurs jours, quelques lavemens froids, ou administrer des vermifuges par la bouche, sans quoi les malades pourraient ne rien remarquer pendant un temps fort long, du moins dans la plupart des cas.

η. Les ascarides vermiculaires, habitant constamment la partie inférieure du gros intestin, peuvent être facilement attaqués par des moyens directs. Le plus simple de tous est sans contredit l'eau. Introduite à une température assez basse, elle les tue, ou du moins elle les engourdit, et, quand elle est accumulée de manière à sortir avec impétuosité, elle en entraîne aussi qui sont pleins de vie. On peut commencer par la température de 25 degrés centigrades, pour descendre ensuite à 15 et même à 10. Il importe d'introduire autant d'eau que possible, afin qu'elle atteigne les parasites les plus éloignés de l'anus, et qu'elle détache avec plus de force ceux qui sont encore adhérens. Les douches ascendantes ont, sous ce rapport, un grand avantage, puisqu'elles ne sont qu'un lavement prolongé, d'une action continue et très-énergique.

C'est surtout le soir, 5 ou six heures après le dernier repas, qu'il convient de prendre ces injections froides et copieuses, parce que c'est l'heure à laquelle les ascarides descendent avec les matières fécales dans la partie inférieure du gros intestin. Ces lotions froides internes, faites à l'entrée de la nuit, sont d'ailleurs favorables au repos des tabescens; elles engourdissent les ascarides qui ne sont pas entraînés, elles rafraîchissent l'intestin irrité, diminuent les érections, et par conséquent mettent ces malades dans les conditions les plus propres à leur procurer un sommeil profond, dont ils ont tant besoin.

L'eau froide est peut-être l'injection la moins active de

toutes celles qu'on peut employer, puisqu'elle n'a d'action que par sa température ; mais elle est souvent, par cela même, préférable aux injections qui agissent d'une manière chimique. Ces dernières sont toutes plus ou moins âcres, styptiques, toxiques, et elles ne peuvent tuer les ascarides, sans agir sur la membrane muqueuse de l'intestin, qui est toujours plus ou moins irritée, quelquefois même enflammée. Il est donc prudent de commencer par des lavemens copieux d'eau fraîche, et même de n'abaisser la température qu'avec une certaine réserve dans les premiers jours. Un lavement trop froid, quand l'intestin n'y est pas encore habitué, produit quelquefois un effet irritant très-fâcheux.

Quand l'état de la membrane muqueuse s'est amélioré, on peut employer les lavemens d'eau salée, en portant successivement la dose du chlorure de sodium d'une à trois cuillerées par litre d'eau.

Il est bon que le malade en prenne plusieurs de suite, et mieux encore, qu'il en accumule deux ou trois, afin de les faire remonter le plus haut possible ; il doit s'efforcer aussi de les garder quelque temps, afin que l'action du sel sur les ascarides se prolonge assez pour les faire périr : si le liquide était immédiatement expulsé, il n'aurait pas le temps d'agir sur ces parasites ; d'un autre côté, s'il était trop salé, il irriterait la membrane muqueuse du rectum.

Les infusions d'armoise, de tanaisie, d'absinthe, de sauge, et, en général, des plantes aromatiques les plus actives, conviennent alors parfaitement. La santoline blanche a surtout une action très-puissante sur les ascarides et mériterait la préférence sur toutes les autres, si elle n'agissait pas aussi d'une manière très-énergique sur la membrane muqueuse du rectum. Les labiées sont moins irritantes; mais aussi leur puissance anthelminthique n'est pas aussi grande.

Au reste, la même difficulté se rencontre dans l'emploi de tous ces agens. Leur action sur les vers ne peut pas être séparée de celle qu'ils exercent sur l'intestin, dont il est impossible d'apprécier, *à priori*, le degré de susceptibilité. C'est pourquoi je conseille de commencer par les infusions de plantes labiées, et de les faire d'abord peu chargées. Cette dernière précaution doit être prise aussi, toutes les fois qu'on passe d'une infusion à une autre : c'est progressivement qu'il faut les faire de plus en plus concentrées.

Le désir d'être plus tôt débarrassés, fait souvent commettre à ces malades des imprudences contre lesquelles il importe de les prémunir. Des infusions trop concentrées produisent très-souvent, comme des lavemens trop froids ou trop salés, des contractions spasmodiques du rectum, qui s'étendent ordinairement aux vésicules séminales et produisent immédiatement des pollutions, avec secousse dans l'intérieur du périnée et une espèce d'éjaculation, quoique la verge ne soit pas en érection. Le lendemain et les jours suivans, les malades éprouvent de la chaleur dans le rectum, de la pesanteur au périnée et à la marge de l'anus, une constriction permanente des sphincters, un état de malaise général, qui tient à l'irritation de l'intestin, autant peut-être qu'à l'augmentation momentanée des pertes séminales.

Cette irritation s'étend même assez souvent à la vessie, car les urines sont rendues plus fréquemment ; elles sont plus troubles, plus épaisses, et laissent même déposer des mucosités glaireuses qui ne s'étaient pas montrées auparavant. J'ai vu plusieurs fois de la fièvre durer pendant trois ou quatre jours, et nécessiter l'emploi des bains, des lavemens émolliens ou narcotiques, etc.

Ces accidens, ces symptômes de réaction s'expliquent très-bien par la susceptibilité qu'acquiert l'intestin sous l'influence prolongée des ascarides, et par l'extrême faiblesse de presque tous ces malades ; faiblesse qui les rend éminemment impressionnables.

Dès que ces symptômes se manifestent à la suite de ces lavemens trop actifs, il faut en prescrire aussitôt un autre mucilagineux et narcotique, à une température voisine de celle du corps. En général, il ne peut être gardé long-temps : il faut alors en donner un second, un troisième ; car cette action topique est la plus propre à calmer promptement l'irritation locale.

La plupart de ces malades, sans éprouver des symptômes aussi prononcés, conservent pourtant un sentiment de malaise fort pénible dans le rectum, après ces injections anthelminthiques très-actives. Ceux-là doivent aussi combattre cette impression par une injection adoucissante, dès que la première est expulsée. L'eau de son ou la décoction d'une tête de pavot, convient parfaitement dans ces circonstances. S'il y avait urgence, on ferait prendre, en attendant, une simple injection d'eau tiède.

On conçoit que tous ces malades doivent laisser calmer

cette irritation, avant de revenir aux injections anthelminthiques, et même, en général, il ne convient pas de les continuer sans interruption pendant plus de trois ou quatre jours; car on a détruit, par ce moyen, une grande partie des ascarides que le liquide peut atteindre; il faut laisser reposer le rectum pendant quelques jours, employer d'autres médicamens par la bouche, et revenir ensuite à d'autres injections vermifuges.

L'introduction d'une petite quantité d'onguent gris dans l'anus a suffi plusieurs fois au Prof.[r] Cruveilher, pour faire cesser les douleurs causées par la présence des ascarides, mais elles ont reparu plus tard (*loc. cit.*); ce qui n'est pas surprenant, puisque le remède n'a pu porter son action qu'à une très-petite hauteur au-dessus des sphincters. Je me suis plusieurs fois servi du même moyen dans des cas graves où je voulais obtenir un résultat très-prompt, sans irriter le rectum; mais l'amélioration ne saurait être d'une longue durée; car, si les oxyures descendent de temps en temps jusque hors de l'anus, ils se tiennent habituellement beaucoup plus haut, et remontent même jusqu'à la valvule iléo-cœcale, et il faut pouvoir les atteindre à cette hauteur, pour avoir l'espoir d'en délivrer les malades sans retour.

Le deuto-chlorure de mercure, plus actif encore, peut être dissous dans une très-grande quantité d'eau, et porté, par conséquent, aussi haut que le permettent les injections liquides; mais son activité même doit rendre circonspect dans son emploi, car il agit aussi très-fortement sur les membranes muqueuses. Il n'en faut porter la dose que de cinq à dix centigrammes par litre d'eau distillée.

L'eau dans laquelle on a fait bouillir du mercure, peut même être essayée en injections chez les enfans très-jeunes, avec quelque chance de succès.

Tous les lavemens purgatifs peuvent détruire les oxyures ; mais, en les employant, il faut tenir compte de leur action plus ou moins énergique sur l'intestin. Sous ce rapport, ils ont plus d'inconvénient que les infusions aromatiques et les autres vermifuges dont je viens de parler. Les lavemens huileux sont encore plus inoffensifs et réussissent souvent très-bien. L'huile empyreumatique de Chabert, que sa saveur repoussante empêche d'employer par la bouche, convient parfaitement en injection. On peut l'introduire à la dose d'une cuillerée à café ou deux, dans une abondante décoction de graine de lin.

Les lavemens camphrés peuvent paraître indiqués pour ceux auxquels l'odeur de cette substance est insupportable. Cependant ils n'évitent pas cet inconvénient aussi complétement qu'on pourrait le croire ; ils éprouvent souvent dans le gosier une forte odeur de camphre peu de temps après son introduction dans le rectum, et une céphalalgie aussi vive que si le médicament eût été introduit dans l'estomac. Le camphre d'ailleurs exerce sur les organes spermatiques, une influence presque toujours fâcheuse dans les cas de spermatorrhée. J'ai vu un tabescent avoir de graves pollutions diurnes, immédiatement après une injection fortement camphrée. Je reviendrai plus tard sur cette substance. En attendant, je dois faire observer qu'on n'évite aucun de ces inconvéniens en l'administrant par le rectum. Son action sur les ascarides est plus directe, mais on peut la remplacer avec avantage par une foule d'autres.

Des injections beaucoup plus utiles et dont la membrane muqueuse du rectum n'éprouve jamais de mauvais effets, sont celles des eaux thermales hydrosulfureuses naturelles. C'est surtout en douches ascendantes qu'elles produisent tout le bien qu'on a droit d'en attendre, parce que, comme je l'ai dit en parlant des simples injections d'eau froide, l'action de la douche ascendante se continue pendant bien plus long-temps que celle des lavemens et remonte aussi plus haut. C'est certainement le moyen le plus puissant qu'on puisse opposer aux oxyures, et celui qui est en même temps le plus inoffensif pour l'intestin. Il importe toutefois que ces douches ne soient pas trop chaudes. Une température élevée n'aurait aucun avantage et pourrait exciter trop vivement les organes spermatiques. Il ne peut y avoir que de l'utilité à faire prendre les mêmes eaux à l'intérieur en même temps.

Quant aux eaux thermales artificielles, je ne crois pas qu'on doive les substituer aux eaux naturelles, même en lavemens ou en douches ascendantes. Si la saison n'est pas favorable, ou que le malade ne puisse se déplacer, il vaut mieux employer des substances différentes.

θ. Chez les enfans, on peut administrer en bains quelques-uns des vermifuges dont je viens de parler, par exemple la santoline et surtout la tanaisie. J'ai vu des enfans, trop jeunes pour prendre des médicamens par la bouche, rendre des lombrics en abondance après quelques bains très-forts de tanaisie ou de santoline, ce qui m'a fait penser à l'employer chez d'autres individus de même âge contre les ascarides vermiculaires, afin d'aider l'action des lavemens de même nature. Dans ces derniers cas, je n'ai pas pu savoir au juste si les bains en question avaient contribué à l'extinction des ascarides, et encore moins dans quelle proportion ils peuvent y avoir contribué, à cause de l'emploi simultané des mêmes infusions en lavemens; mais on doit juger de leur action par analogie.

D'ailleurs, tous les bains aromatiques sont de puissans toniques, ou, pour mieux dire, de véritables excitans, et tout ce qui peut relever les forces et augmenter l'activité de l'économie, est indirectement anthelminthique, en faisant cesser les conditions les plus favorables au développement des parasites. C'est donc une ressource précieuse chez les enfans qu'un modificateur aussi puissant, qu'on n'est pas obligé d'administrer par la bouche.

Ces bains doivent être préparés, par infusion, comme le thé, en jetant sur trois ou quatre poignées des plantes indiquées ci-dessus, assez d'eau bouillante pour remplir presque toute la baignoire. On la couvre, afin d'empêcher l'évaporation; on laisse refroidir jusqu'à 40° centigr.; on ajoute un verre d'eau-de-vie, pour favoriser la dissolution du principe aromatique et pour augmenter en même temps l'action du bain. Quand la température a baissé de quelques degrés, le malade peut y entrer : il doit y rester une heure ou deux.

D'ailleurs ces bains de tanaisie, de santoline, et, en

général, tous les bains aromatiques conviennent également et pour les mêmes raisons, aux adultes tourmentés par des ascarides, du moins comme agens accessoires.

ι. Il est rare que ces moyens suffisent à l'entière expulsion des ascarides, parce qu'il s'en trouve ordinairement quelques-uns qui séjournent assez haut pour que les injections les plus copieuses ne puissent les atteindre, et les bains n'agissent pas sur eux directement; d'ailleurs il faut donc employer en même temps d'autres vermifuges par la bouche.

Celui qui m'a toujours paru le plus efficace, est le mercure doux (1). Lorsque l'estomac est dérangé, on peut se contenter d'en donner d'abord un ou deux décigrammes (2 ou 4 grains) tous les soirs, dans un pruneau, dans de la confiture, etc.; à cette faible dose l'usage doit en être prolongé, et il finit souvent par provoquer de la salivation. On évite cet inconvénient, quand on peut le donner à la dose de quatre à six décigrammes (8 à 12 grains) dans les 24 heures, parce qu'il agit alors comme purgatif et n'a pas le temps d'être absorbé. Mais, dans ce cas, il faut laisser quelques jours d'intervalle après l'avoir donné pendant deux ou trois

(1) J'ai vu tant d'accidens causés par la confusion du protochlorure de mercure avec le deuto-chlorure, que je conseille aux praticiens de renoncer, pour ce médicament, à la rigueur de la nomenclature chimique.

jours de suite, et s'assurer de l'état des organes digestifs, de la bouche, etc., avant de recommencer.

Au reste, tous les mercuriaux sont de puissans vermifuges. J'ai déjà dit que le sublimé, les pilules de Plenck, de Sédillot, etc., administrés comme antivénériens, peuvent détruire les ascarides et tromper les tabescens sur la véritable cause de l'amélioration qu'ils éprouvent. Cependant, ces mercuriaux, administrés comme antivénériens, n'agissent pas ordinairement d'une manière assez énergique pour tuer tous les oxyures; quelques-uns résistent et paraissent s'habituer à cette action lente, de sorte que les mêmes symptômes reparaissent tôt ou tard. Si l'on voulait donner des pilules de Plenck ou de Sédillot comme vermifuges, il faudrait doubler ou tripler la dose, de manière à produire trois ou quatre selles, et n'y revenir que tous les quatre ou cinq jours.

Le sel marin convient aussi bien par la bouche qu'en lavemens. On peut en donner d'abord une cuillerée à café dans un verre d'eau, le matin ou le soir, et augmenter ensuite la dose; ou bien en faire prendre deux fois par jour. Ce moyen simple est souvent aussi efficace que les médicamens les plus compliqués, et il n'a pas les mêmes inconvéniens pour les organes digestifs. C'est surtout à son emploi que j'attribue la guérison des pollutions nocturnes, chez un jeune paysan dont parle le D.r Sainte-Marie (1), pollutions qui étaient dues à la présence d'une *grande quantité* d'ascarides.

---

(1) *Voyez* les *Notes du traducteur* de Wichmann, pag. 99.

Les diverses préparations de fougère mâle, si vantées contre les ascarides lombricoïdes, paraissent avoir peu d'influence sur les ascarides vermiculaires.

M. Raspail a préconisé les cigarettes de camphre, tenues entre les lèvres comme les cigarres ordinaires, de manière à ce que la salive ait le temps de s'imprégner de l'air qui arrive à la bouche chargé des molécules de camphre. C'est un moyen ingénieux d'introduire à l'intérieur ce vermifuge, dans le plus grand état de ténuité possible. Mais il agit sur l'estomac et porte à la tête chez certains individus nerveux, aussi fortement que le camphre administré sous toute autre forme.

Du reste, la mousse de Corse, le semen-contra, l'écorce de racine de grenadier, la cévadille, l'ail, l'oignon et l'étain en poudre, ainsi que les autres anthelminthiques, peuvent être employés avec autant d'avantage contre les ascarides que contre les autres vers intestinaux. Mais il importe de les faire suivre d'un purgatif, tel que l'huile de croton tiglium, à la dose d'une ou deux gouttes dans une ou deux cuillerées d'eau sucrée; l'huile de ricin à la dose de trente à soixante centigrammes, et mieux encore un purgatif salin ou aloétique. Il est même probable que, dans beaucoup de cas, ces divers purgatifs ont été plus utiles que beaucoup d'anthelminthiques trop vantés; car tous les purgatifs sont de puissans vermifuges.

Quoique l'huile de ricin agisse avec moins d'énergie sur les oxyures que les purgatifs drastiques, elle mérite cependant la préférence chez les tabescens, parce qu'elle n'expose pas le rectum à ces irritations, à ces contractions spasmodiques, qui s'étendent si facilement, chez ces malades, aux vésicules séminales.

κ. Les mêmes moyens ne doivent pas être continués pendant très-long-temps, parce que les ascarides deviennent d'autant moins sensibles à l'action des mêmes toxiques, qu'elle est continuée plus long-temps; tandis que, d'un autre côté, les malades s'en dégoûtent facilement, ou bien leurs organes en sont dérangés. J'en ai vu chez lesquels l'aspect seul du médicament finissait par provoquer des soulèvemens d'estomac. Il faut donc en avoir d'autres à sa disposition pour les cas très-réfractaires.

On se tromperait bien souvent, si l'on croyait qu'un malade est débarrassé de ses ascarides pour toujours, parce que les mêmes médicamens ne lui en font plus rendre : il est, au contraire, très-commun de les voir reparaître après un temps plus ou moins long, soit que des œufs aient échappé à l'action des agens thérapeutiques, soit que les causes de leur première apparition subsistent toujours.

λ. On sait que les constitutions faibles, les tempéramens lymphatiques, les alimens fades, sucrés, féculens, le lait, les fruits, etc., favorisent le développement des ascarides. Il est donc indiqué de modifier la constitution, de fortifier les organes digestifs, de prescrire un régime animal, l'usage du vin, etc., pour aider l'action des médicamens et prévenir le retour des parasites.

Toutefois, chez les tabescens, il ne faut pas trop se hâter d'avoir recours à ces puissans moyens hygiéniques ; car, dans le principe, ces malades sont trop faibles pour prendre des bains froids, des alimens substantiels, et pour se livrer à des exercices violens, etc. ; ils sont trop irritables pour supporter l'usage du vin pur, des toniques, des excitans, etc. ; mais il faut y avoir recours aussitôt que possible.

On peut aussi conseiller à ces convalescens de fumer, s'ils n'en ont déjà l'habitude, à moins qu'ils ne préfèrent les cigarettes de camphre, qui agissent de la même manière. C'est à ces tabescens seuls que le tabac convient; car, s'il est utile, c'est comme anthelminthique avalé avec la salive.

§ II. *Dartres.* — Il se développe à la marge de l'anus des éruptions qui produisent une démangeaison insupportable, un suintement abondant et ichoreux, une excoriation de la membrane muqueuse qui tapisse les sphincters. Quand l'affection s'étend plus profondément, elle provoque une sécrétion abondante de mucus, etc.

Ces symptômes ressemblent beaucoup, comme on voit, à ceux que produisent les ascarides vermiculaires. Mais, dans les cas d'affection dartreuse, la membrane muqueuse n'est pas seule irritée, et l'on peut facilement reconnaître les véritables caractères de la maladie à l'état de la peau environnante. S'il restait quelque incertitude, on pourrait conseiller des lavemens copieux d'eau fraîche, pour s'assurer qu'ils n'entraînent pas des oxyures. Ces lavemens seraient plutôt utiles que nuisibles, en supposant qu'il n'existât pas d'ascarides, attendu l'irritation dont la membrane muqueuse est le siége dans les dartres anales.

C'est cette irritation qui favorise les contractions spasmodiques des vésicules séminales et, par suite, les pollutions, surtout celles qui sont occasionées par la défécation.

α. D'autres éruptions s'opèrent autour du prépuce, tant en dedans qu'en dehors. Elles consistent en plaques furfuracées très-variables, en petits boutons pointus, en gonflemens phlycténoïdes semblables à ceux que produit la piqûre des orties; ou bien encore, en une rougeur érysipélateuse plus ou moins vive.

Ces différentes éruptions sont accompagnées ordinairement d'un gonflement du prépuce, d'un empâtement, ou d'une infiltration du tissu cellulaire lâche et élastique qui unit la peau à la membrane muqueuse, d'une sécrétion abondante de matière sébacée et d'un prurit plus ou moins vif.

La matière sébacée devient souvent assez âcre pour excorier le gland et la face interne du prépuce. La démangeaison provoque des frottemens, qui ulcèrent les petits boutons pointus, ou qui éraillent les soulèvemens phlycténoïdes, et toutes ces surfaces dénudées sont trop souvent prises pour des ulcérations vénériennes. Le prurit irrésistible causé par ces éruptions dartreuses n'est pas toujours pénible, et il se développe alors une salacité qui n'est pas en rapport avec les besoins réels. Quand les émissions volontaires diminuent, elles sont d'autant plus facilement remplacées par des pollutions, que l'irritation extérieure a toujours de la disposition à s'étendre à l'urètre.

Les dartres qui se manifestent sur le reste de la verge, sur le scrotum, le périnée, la peau des cuisses, des aines ou du pubis, ont presque autant de tendance que les précédentes à se déplacer sur les membranes muqueuses voisines.

β. Lorsque ces dartres se portent sur l'urètre, il en résulte des écoulemens aussi abondans, aussi douloureux que ceux qui dépendent de la contagion la plus violente ; et, sans des circonstances antécédentes bien caractéristiques, il serait impossible de les distinguer des blennorrhagies ordinaires, avec lesquelles on les confond en effet très-souvent, et d'autant plus facilement qu'il peut en résulter aussi des *inflammations des testicules.*

Cependant, comme elles reviennent souvent d'une manière intermittente, et quelquefois sans autre cause connue que la disparition de l'éruption cutanée, les malades eux-mêmes finissent, après plusieurs récidives, par reconnaître le véritable caractère de ces écoulemens.

Quand l'affection se porte sur la membrane muqueuse vésicale, il est encore plus difficile de la distinguer des catarrhes ordinaires de cet organe, quoiqu'elle ait été déjà signalée dès la plus haute antiquité. Hippocrate parle souvent de ces affections dartreuses de la vessie, et ses observations ont été confirmées par un grand nombre de praticiens. Choppart (1) rapporte plusieurs cas d'affection de la vessie, qu'il attribue à la suppression brusque de quelque éruption cutanée, et la mort en a été plus d'une fois la suite.

Je n'ai pas besoin de rappeler les symptômes qui se manifestent du côté du rectum, lorsque l'éruption s'étend dans son intérieur.

Quant aux organes spermatiques, il est évident qu'ils sont exposés aux mêmes irritations, et le gonflement des testicules suffirait pour le démontrer, indépendamment des pertes séminales qui sont le résultat de ces déplacemens. Il suffit d'ailleurs de se rappeler l'intime

---

(1) *Maladies des voies urinaires*, tom. II, pag. 24.

connexion qui existe entre les voies urinaires et séminales, pour concevoir facilement la coïncidence de ces pertes avec les écoulemens produits par la disparition de l'éruption dartreuse.

D'un autre côté, des éruptions du prépuce ou de la marge de l'anus, entretenant des pollutions nocturnes ou diurnes, peuvent se porter sur toute autre partie de la surface cutanée, et délivrer momentanément les malades de ces émissions, comme je l'ai expliqué ailleurs.

γ. Beaucoup d'auteurs ont signalé la salacité comme un des phénomènes les plus constans de l'éléphantiasis des Grecs ou lèpre tuberculeuse. Les Anciens confondaient même l'éléphantiasis avec le satyriasis. Sonnini, Niébhur, Vidal et Joannis citent des exemples remarquables de ce *libido inexplebilis* chez des individus de tout âge.

D'un autre côté, Adams, Pallas, etc., parlent de l'impuissance ou de l'éloignement pour l'acte vénérien, qu'ils ont observé chez des individus atteints de la même maladie.

Les faits que je viens de citer, permettent facilement de concilier ces versions en apparence si contradictoires. L'irritation de la peau des organes génitaux peut, dans certains cas, faire naître des besoins factices, et, dans d'autres, s'étendre à l'intérieur de l'urètre et du rectum, et donner lieu à des pertes séminales involontaires.

Enfin, des excès provoqués par le prurit morbide doivent très-facilement conduire à la consomption dorsale et à l'impuissance.

Les mêmes individus affectés de lèpre ou d'éléphantiasis peuvent donc successivement être remarquables par leur salacité et par leur indifférence, comme tous ceux qui ont des dartres au voisinage des parties génitales.

δ. Dans tous les cas où la spermatorrhée coïncide avec une affection dartreuse, quel que soit d'ailleurs son siége, il est indiqué de commencer le traitement par l'usage des bains hydrosulfureux. Si le malade ne peut se rendre à des eaux thermales naturelles, soit à cause de la saison, soit pour tout autre motif, on peut encore donner avec avantage des bains sulfureux artificiels, quand même ils ne contiendraient que du sulfure de potasse. Mais il importe qu'ils ne soient ni trop forts, ni trop chauds ; car ils pourraient produire une agitation fâcheuse, ces malades étant en général très-impressionnables. Il vaut mieux augmenter progressivement la température et l'activité des bains, suivant les effets observés, et procéder par une série de tâtonnemens, que de produire une trop vive excitation.

J'en dirai autant des eaux naturelles. La plupart de ces malades recherchent les plus actives, les plus chaudes, et s'en trouvent agités ou affaissés de manière à ne pouvoir poursuivre. Presque toujours alors, les pertes séminales sont considérablement augmentées. Il ne faut pas cependant que la température soit trop basse : les tabescens sont ordinairement si faibles, qu'ils ne pourraient la supporter. C'est ce qui est arrivé à presque tous ceux que j'ai envoyés à St.-Sauveur dans les Basses-Pyrénées, quoique, du reste, la composition de ces eaux soit très-convenable pour les affections cutanées accompagnées d'une grande irritation ou d'une susceptibilité nerveuse très-prononcée.

Il existe à Cauterets, à Luchon, à Aix en Savoie, des sources variées et des moyens de les mitiger; mais c'est à Molitg et à Vernet dans les Pyrénées-Orientales, que se trouvent les sources sulfureuses les plus convenables à ces malades, sous le rapport de la composition et de la température des eaux. Une grande quantité de glairine les rend très-onctueuses, et leur température permet de les prendre au sortir de la source, par conséquent avec tous leurs principes volatils; avantage immense dont ne sauraient jouir celles qu'on est obligé de faire chauffer, de mélanger ou de laisser refroidir.

Les eaux de Barèges sont trop actives pour ces malades; elles peuvent convenir dans quelques affections dartreuses atoniques, chez des individus scrofuleux, ou du moins lymphatiques; mais la susceptibilité des tabescens ne saurait s'en accommoder. D'ailleurs, le climat de Barèges est très-rude, et les variations de température y sont excessives et subites; circonstances des plus fâcheuses pour ces malades, comme je l'ai fait remarquer ailleurs.

Cauterets possède des sources nombreuses et variées;

mais celle de Laraillère est trop active ; celle du nouvel et superbe établissement qui vient d'être terminé, l'est encore davantage. Il n'y a que les eaux du *Petit-Saint-Sauveur* qui soient assez douces pour ne pas agiter les tabescens ; mais elles doivent être chauffées artificiellement, et cette opération leur fait nécessairement perdre, avant qu'on puisse les prendre, leurs principes les plus actifs et les plus utiles. D'ailleurs le climat de Cauterets est inconstant et pluvieux, ce qui doit être pris en considération pour le traitement des maladies de la peau. On sait combien une transpiration facile leur est favorable ; mais c'est surtout quand l'économie est saturée par les eaux, quand les pores de la surface cutanée sont ouverts par l'usage journalier des bains, qu'il importe que la transpiration ne soit pas brusquement arrêtée par l'abaissement subit de la température à l'entrée de la nuit, ou par des brouillards épais, ou bien encore par quelque orage subit. Les mêmes observations se présentent à l'occasion de Bagnères-de-Luchon.

Les eaux d'Aix en Savoie, sont de deux qualités. Celles qui contiennent des principes sulfureux, sont fort actives ; mais il faut les laisser refroidir pendant plusieurs heures, avant de pouvoir les supporter, ce qui permet l'évaporation de la plus grande partie des gaz, et favorise l'action de l'oxygène de l'air sur les sulfures alcalins, que cet oxygène tend à transformer en hyposulfites, composés dont l'action sur le corps n'est plus la même ; ou bien on doit les *mitiger* avec ce qu'on appelle improprement de l'eau d'alun, qui vient de la seconde source, ou bien avec de la même eau déjà refroidie, et même avec de l'eau ordinaire, comme font les malades chez eux; car la plupart de ces bains se prennent à domicile. On conçoit dès-lors qu'il est impossible que ces eaux, ainsi charriées et mêlées, conservent leurs vertus premières.

Tous ceux qui se sont occupés des eaux thermales sulfureuses, savent très-bien que leur contact avec l'air, et, à plus forte raison, toutes les causes qui rendent ce contact plus multiplié, plus prolongé, surtout à une température élevée, sont essentiellement destructives des sulfures alcalins et de l'acide sulfhydrique, auxquels les eaux sulfureuses doivent principalement leurs propriétés.

Aussi, commence-t-on généralement à sentir aujourd'hui, dans tous les établissemens thermaux bien administrés, la nécessité absolue d'empêcher, autant que possible, l'action de l'air et l'évaporation des gaz. On ne se contente plus de faire refroidir les eaux trop chaudes sans le contact de l'air; on fait arriver l'eau thermale dans les baignoires *de bas en haut*, afin d'éviter l'agitation et la percussion qui avaient lieu quand l'eau tombait d'un robinet placé à 60 ou 80 centimètres au-dessus du fond de la baignoire.

En résumé, ce qu'on doit aller chercher à Aix en Savoie, ce sont des douches de toute espèce, admirablement établies et administrées avec autant de soin que d'intelligence.

Les eaux de Gréoux (Basses-Alpes) sont très-actives, mais *sèches* et fort excitantes, probablement à cause du peu de glairine qu'elles contiennent; j'en dirai autant de celles de Digne, situées dans le même département.

Les *Eaux-Bonnes* ne conviennent qu'en boisson ; car elles ne peuvent être prises en bains , qu'après avoir été chauffées. Au contraire, celles d'Arles , près de Perpignan, sont tellement chaudes, qu'il faut les laisser refroidir pendant une demi-journée , et ce refroidissement s'opère en plein air dans un vaste bassin ouvert.

Il n'en est pas de même des eaux de Molitg , situées dans le même département : elles sortent de la source à une température voisine de celle de la peau , et peuvent, par conséquent , être prises à l'instant même. Elles sont d'ailleurs très-riches en glairine , substance qui rend leur action très-onctueuse ; enfin, elles sont placées sous le ciel chaud , sec et constant du Roussillon ; il ne leur manque que d'être introduites dans les baignoires par la partie inférieure.

Plusieurs sources de Vernet , village voisin de Molitg, jouissent de tous ces avantages , et, de plus , elles sont accompagnées d'autres sources , dont quelques-unes ont près de 60 degrés centigrades, et sont situées de manière à donner une chute d'environ 15 mètres. Ces immenses avantages ont été mis à profit avec beaucoup d'intelligence , pour établir des douches aussi puissantes que celles d'Aix , et construites sur les mêmes principes.

Je pourrais citer ici beaucoup d'autres eaux sulfureuses; mais je n'ai voulu parler que de celles que j'ai appris à connaître par ma propre expérience.

Il ne suffit pas d'avoir sous les yeux des analyses exactes d'eaux thermales pour deviner leurs propriétés spéciales ; il faut encore avoir été sur les lieux pendant quelque temps , pour juger du climat , du mode d'administration, etc.; il faut en avoir fait usage soi-même, en avoir observé les effets sur divers malades sous toutes les formes, pour bien connaître toutes leurs nuances; car, il arrive souvent que deux sources voisines, dont l'analyse chimique est à peu près la même, produisent des effets assez différens pour qu'il importe d'en faire la distinction dans la pratique.

Non-seulement j'ai été aux eaux dont je viens de parler, et j'y ai séjourné; mais encore j'y ai envoyé beaucoup de malades depuis 20 ans, et je n'ai pas tardé à remarquer que les eaux trop froides, comme celles de Saint-Sauveur, ou trop chaudes, comme la plupart des autres, ne conviennent pas aux tabescens. Il est certainement des affections dartreuses auxquelles certaines de ces eaux peuvent convenir mieux que celles de Molitg et de Vernet, suivant les cas et les constitutions: mais il ne faut jamais perdre de vue la faiblesse et la susceptibilité nerveuse de ces malades; conditions qui doivent toujours faire préférer pour eux des eaux sulfureuses fortement chargées de glairine et d'une température voisine de la peau, à leur sortie de la source, afin de pouvoir les administrer avant que leurs principes sulfureux aient eu le temps de s'altérer.

Je suis entré dans ces détails, parce qu'on recherche trop généralement dans les eaux sulfureuses une haute température: c'est une erreur qui est encore partagée par un trop grand nombre de médecins, quant à ce qui concerne les affections cutanées, surtout chez les tabescens. Que cette température élevée convienne pour les douches, les bains de vapeur, etc., particulièrement dans les affections rhumatismales, à la suite des fractures, des plaies graves, etc., rien n'est plus évident; mais, pour les bains, cette température excessive est nuisible, puisqu'il faut nécessairement la laisser diminuer jusqu'à ce que le malade puisse la supporter, ou bien la tempérer par divers mélanges; ce qui, dans tous les cas, diminue la puissance de ces eaux.

Il est bien remarquable que celles qui ont moins perdu de leurs gaz, sont les plus efficaces, et, en même temps, celles qui agitent le moins les malades, soit en bains, soit en boisson. J'en citerai, comme exemple remarquable, la source dite d'Eliza, parmi les eaux de Vernet. C'est celle qui contient le plus de principes sulfureux, qui produit les effets curatifs les plus remarquables dans les affections cutanées; et, cependant, elle calme les malades qui ont été excités par d'autres bains sulfureux, ce qui tient probablement à ce que l'eau passe immédiatement de la source dans la baignoire et y entre par en bas, sans rien perdre, par conséquent, de ses gaz, sans que l'oxygène de l'air ait le temps de décomposer ses sulfures.

On voit, par cet exemple, combien il est important que l'eau sulfureuse destinée à un bain, ait justement, en sortant de la source, une température voisine de celle de la peau, pour que le malade puisse s'y bien trouver, sans qu'il soit nécessaire de la faire chauffer ou de la laisser refroidir.

Ce n'est pas seulement en bains que toutes ces eaux doivent être prises, c'est encore en boisson, en injections dans la vessie, en lavemens, ou plutôt en douches ascendantes dans le rectum, en douches latérales sur le périnée, le scrotum, les lombes, etc., tant en vapeur qu'en arrosoir et en jet plus ou moins fort.

Cette action locale et directe est très-importante dans les affections cutanées; car la percussion, produite par les douches, agit, à la surface du derme, d'une manière bien autrement énergique que le simple contact qui a lieu pendant l'immersion dans le bain. L'eau qui tombe de haut, pénètre dans les follicules muqueux, et modifie bien plus puissamment leurs fonctions qu'une simple application à leur surface; et c'est précisément cette modification qu'il s'agit d'obtenir, car les affections dartreuses tiennent à l'altération des produits de ces follicules muqueux. Il suffit d'ailleurs de remarquer avec quelle rapidité la peau est rubéfiée par la douche la plus tempérée d'eau pure, pour concevoir quel effet la percussion ajoute à l'action du liquide, quelle que soit sa nature. J'ai vu souvent des dartres qui avaient résisté pendant des mois entiers à des eaux thermales prises en bains et en boisson, disparaître en quelques jours par l'emploi des mêmes eaux en douches sur la partie affectée. Toutefois il est toujours prudent de commencer par des douches de vapeur, et de n'augmenter ensuite que progressivement le volume et la chute du jet liquide.

Dans les dartres anales, les douches ascendantes ne peuvent être remplacées par rien, surtout si l'affection dartreuse remonte dans l'intérieur du rectum. La membrane muqueuse n'en est pas moins modifiée que la peau de l'anus. Les injections dans la vessie seraient également indiquées, si la maladie s'était déplacée sur cet organe :

on pourrait alors, avec plus d'avantage, employer les douches continues avec la sonde à double-courant.

C'est à l'égard de ces malades surtout, qu'il faut procéder avec beaucoup de mesure ; car ils sont éminemment disposés à l'impatience, à l'exagération, et d'ailleurs peu capables de supporter des imprudences.

Pendant toute la durée de la *cure*, ils doivent encore éviter les excursions longues, les fatigues, les réunions nombreuses, les soirées bruyantes, les veilles prolongées, etc. Tous ces plaisirs très-recherchés des baigneurs désœuvrés et trop recommandés à tous les *hypochondriaques*, ne peuvent produire, chez les tabescens, qu'une agitation suivie d'affaissement, propre à favoriser les pollutions nocturnes et surtout diurnes. C'est le défaut de modération ou de persistance, qui empêche, le plus souvent, ces traitemens d'avoir tout le succès qu'on avait droit d'en attendre.

Ces eaux peuvent encore augmenter la spermatorrhée dans le début, en produisant une impression trop vive, ou vers la fin, parce que l'action a été poussée trop loin, quoique cependant le résultat définitif soit avantageux plus tard. On n'en peut même juger sûrement que long-temps après ; c'est pourquoi il ne faut pas se hâter d'employer d'autres moyens aussitôt que ces malades sont de retour, lors même que la *cure* paraîtrait n'avoir produit aucun bien. L'excitation fébrile qu'elles déterminent, peut entretenir, pendant quelque temps, l'habitude des pertes séminales ; mais elles diminuent souvent, à mesure que se manifeste l'amélioration obtenue dans l'affection dartreuse.

ε. Cependant il arrive aussi d'autres fois que les bons effets obtenus d'abord, disparaissent après un temps plus ou moins long : de nouvelles irritations de l'urètre se manifestent; il revient, par exemple, de nouveaux écoulemens ou suintemens, qu'on ne peut attribuer à la contagion. J'ai vu de ces rechutes qui se sont reproduites quatre ou cinq fois, malgré l'usage annuel des eaux sulfureuses les plus variées et les plus énergiques. Alors il faut nécessairement modifier l'état de la membrane muqueuse qui entretient cette fâcheuse disposition, et la cautérisation peut seule amener ce résultat d'une manière permanente (1).

ζ. D'un autre côté, j'ai vu souvent, par une sorte de compensation, les eaux thermales hydrosulfureuses produire les meilleurs effets contre des pertes séminales entièrement indépendantes de toute affection cutanée, et entretenues, le plus souvent, par une grande susceptibilité des organes génitaux, ainsi que je l'expliquerai plus tard. Ce sont encore les eaux les plus douces, les plus onctueuses qui m'ont paru convenir le mieux

---

(1) *Voyez* les Obs. 29, 30, 31, 32, 33, 34, 35, 36 et 39.

à ces tabescens. On peut, en général, leur appliquer tout ce que je viens de dire à l'occasion de ceux qui ont des dartres, tant pour la température des bains que pour leurs autres qualités. La même modération, le même calme, etc., doivent aussi leur être conseillés pendant toute la durée de la cure.

§ III. *Matière sébacée.* — La sécrétion fournie par les follicules muqueux du prépuce et du gland, est quelquefois très-abondante et d'une âcreté remarquable, surtout chez les individus disposés aux affections cutanées, notamment aux dartres du scrotum et de la verge. D'autres fois elle est retenue par la longueur excessive du prépuce ou par l'étroitesse de son ouverture.

Dans tous les cas, l'irritation qu'en éprouve le gland, peut facilement provoquer des pollutions nocturnes et diurnes très-graves. J'en ai rapporté quinze exemples frappans (1), dont les nuances embrassent à peu près les

(1) *Voyez* depuis le N° 91 jusqu'au N° 106.

divers cas de cette nature qui peuvent se présenter dans la pratique.

Je renvoie à ces faits et aux réflexions qui les suivent, en rappelant que l'excision est indispensable, quand le prépuce est trop long ou trop étroit, qu'elle est très-importante, quand il existe une disposition dartreuse. Les lotions toniques, les bains sulfureux peuvent être indiqués pour fortifier des organes génitaux rudimentaires, pour combattre une disposition herpétique, etc.; mais il est utile, de commencer par la circoncision, qui d'ailleurs peut suffire, le plus souvent, même dans ces cas compliqués.

α. On peut cependant s'en dispenser, quand il n'existe pas de dartre préputiale, et qu'il est d'ailleurs facile d'entretenir la plus grande propreté autour du gland. Voici quelques exemples de cette nature, que j'ai observés depuis la publication de ceux que je viens d'indiquer.

Un étudiant en droit fut obligé de suspendre ses études, à cause de l'abolition presque complète de ses fonctions intellectuelles, par suite des pollutions nocturnes que rien n'avait pu modérer. Une couche épaisse et concrète de matière sébacée enveloppait tout le gland, qui était très-rouge et d'une excessive sensibilité, ainsi que l'ouverture du méat urinaire. Aucune autre cause n'avait pu donner lieu à ces pollutions; car c'était précisément l'excessive retenue inspirée à ce jeune homme dès son enfance, qui l'avait empêché de remarquer cette accumulation extraordinaire de matière sébacée. Du reste, le prépuce n'était pas trop long et son ouverture n'était pas trop étroite. Je me contentai donc de faire pratiquer, deux fois par jour, des lotions avec de l'eau de savon légèrement alcoolisée. *Huit jours après*, les pollutions avaient cessé. Les fonctions cérébrales se rétablirent ensuite si rapidement, que les études suspendues purent être bientôt reprises.

J'ai vu les mêmes phénomènes chez un jeune aspirant de marine, âgé de 18 ans : seulement la faiblesse musculaire était portée beaucoup plus loin, puisqu'elle ne permettait pas au malade de se tenir debout sans le secours d'un aide; aussi le rétablissement dura-t-il un mois.

Enfin, chez un jeune homme de 25 ans, cette matière sébacée avait produit des effets encore plus remarquables. Des scrupules religieux avaient toujours empêché ce tabescent de porter les mains à ses parties génitales, et d'avoir le moindre rapport avec les femmes ; mais, pendant la nuit, le prurit provoquait des érections, et bientôt des manœuvres involontaires dont il n'avait pas conscience. Il s'était d'abord lié les mains pour y mettre obstacle ; mais il se retournait en rêvant et se procurait des frottemens convulsifs contre son lit. Enfin, il se lia les pieds et les mains chaque nuit, pendant des années, d'une manière si étroite, que les membres en conservaient l'empreinte pendant le reste du jour. Cependant ces tortures n'aboutirent à rien; car, chaque nuit, il survenait une ou deux pollutions et quelquefois trois. La sensibilité de la verge et même du scrotum était telle, que le moindre attouchement provoquait des espèces de convulsions épileptiformes. Cette circonstance rendant les soins de propreté impossibles, j'excisai le prépuce, ce qui prévint aussi toute manœuvre involontaire pendant la nuit : le rétablissement n'exigea pas plus de quinze jours.

Dans ces trois cas il n'y a pas eu d'autres causes des pertes séminales, que l'accumulation de la matière sébacée entre le prépuce et le gland ; car cette accumulation même était due à des scrupules moraux ou religieux inspirés dès l'enfance, probablement pour prévenir la masturbation ; ce qui montre à quel résultat peut conduire un zèle qui n'est pas suivant la science.

Chez six autres tabescens, j'ai dû exciser aussi le prépuce, soit parce qu'il était trop long, ou trop étroit à son ouverture, soit parce qu'il était habituellement le siége de diverses éruptions. Chaque fois le rétablissement a été très-rapide.

Voilà donc, avec les seize Observations que j'ai rapportées ailleurs, vingt-cinq cas dans lesquels l'irritation du gland par la matière sébacée a gravement compromis la santé et même l'existence.

On peut juger par là de l'importance de l'excision du prépuce, toutes les fois qu'il y a quelque incertitude sur les résultats des soins de propreté ou des bains sulfureux.

β. On ne doit pas se contenter de fendre simplement le prépuce, il faut l'enlever circulairement. Une simple incision, quelle que soit sa direction ou son étendue, ne remédierait pas complétement aux inconvéniens qu'on veut éviter, et elle en aurait d'autres.

La matière sébacée peut toujours s'accumuler très-facilement entre les deux lambeaux et le gland, surtout du côté opposé à la section. Le prépuce peut toujours devenir, comme auparavant, le siége de diverses éruptions, et elles ont la même influence sur le gland et sur l'urètre, que si le prépuce n'avait pas été incisé. De quelque côté qu'on pratique cette incision, il en résulte toujours une difformité désagréable et les lambeaux restent souvent épais, engorgés, par suite de l'infiltration du tissu cellulaire qui unit la peau à la membrane muqueuse. Cet engorgement persiste, surtout quand on a incisé le prépuce en haut, à cause de la position déclive des deux lambeaux. C'est surtout alors que la matière sébacée s'accumule autour du frein. J'ai vu des individus chez lesquels, pour éviter ces inconvéniens, on avait incisé le prépuce en bas; mais alors on avait été obligé d'enlever le frein, qui était resté dans l'une des lèvres de l'incision. Il en était résulté deux oreilles qui recouvraient le gland d'une manière difforme, et ressemblaient à une espèce d'hypospadias. La difformité serait encore plus grande, si l'incision avait été pratiquée à droite ou à gauche.

Je crois tellement la circoncision préférable, que je la conseille toujours après la réduction des paraphimosis, même lorsque des mouchetures ont été pratiquées sur le prépuce, pour faire cesser l'étranglement. Après la cicatrisation de ces petites plaies, l'ouverture du prépuce ne reste pas plus grande; quelquefois même elle devient plus petite qu'auparavant, par la coarctation des cicatrices et la persistance d'un certain engorgement dans les parties qui ont été enflammées.

Cependant, il n'y a rien d'absolu dans la pratique, et, plusieurs fois, je me suis contenté de pratiquer une simple incision chez des individus âgés, ou très-faibles, ou d'une excessive sensibilité. Dans les autres cas, je crois l'ablation complète préférable, et je suis encore confirmé dans cette opinion par le parti que prennent souvent, plus tard, beaucoup de ceux qui avaient cru pouvoir s'y soustraire.

γ. Plusieurs procédés peuvent être suivis pour la circoncision. Le plus ancien de tous, sans doute, est celui qui s'est conservé jusqu'à aujourd'hui, d'une manière traditionnelle, parmi les Juifs, et que j'ai vu pratiquer plusieurs fois à Metz.

L'extrémité du prépuce est tirée en avant par l'opérateur, un aide repousse le gland en arrière, et le histouri coupe, dans l'intervalle, les parties ainsi tendues. Quelque précaution qu'on prenne, il y a toujours beaucoup plus de peau enlevée que de membrane muqueuse : d'ailleurs la rétraction du fourreau de la verge est considérable, à cause de sa longueur et de son élasticité. Il reste donc une surface saignante, d'un ou deux centimètres, entre la circonférence de la peau et celle de la membrane muqueuse. Parmi les hommes routiniers que la Synagogue charge de cette opération, l'usage s'est conservé de déchirer avec les ongles la membrane muqueuse du côté opposé au frein, afin de pouvoir renverser la surface interne en dehors jusqu'à ce qu'elle soit en contact avec la peau, après avoir abstergé avec la bouche le sang qui couvrait la plaie.

Les intentions qui ont fait conserver cette pratique, sont faciles à saisir. On veut faire disparaître cette plaie saignante, pour obtenir une réunion immédiate et une cicatrice imperceptible, en même temps qu'on s'oppose à l'effusion du sang. Mais le procédé est barbare et cause souvent de très-vives douleurs, des symptômes nerveux, la suppuration des parties déchirées par les ongles, etc. Ces accidens doivent avoir été assez fréquens et assez graves chez les enfans très-jeunes, puisque plusieurs médecins juifs, entre autres le D.r Terquem, ont cru devoir adresser, à cet égard, leurs réclamations au Conseil des *anciens*. Cependant la routine et la superstition ont prévalu jusqu'à présent dans une question toute chirurgicale. Voilà, je pense, la méthode la plus ancienne, car elle a conservé son cachet primitif: il suffirait d'inciser avec des ciseaux la membrane muqueuse qui dépasse la peau, au lieu de la déchirer avec les ongles, pour que le procédé fût applicable à tous les enfans, ainsi qu'aux adultes dont le prépuce est très-long.

8. Lorsque l'ouverture du prépuce est très-étroite, tout ce repli est en général très-court et fort exactement appliqué sur le gland ; quand les parties sont enflammées, ou du moins très-irritées et douloureuses, il est encore difficile de le tirer assez en avant pour faire convenablement l'ablation circulaire en un seul coup de bistouri.

Il faut alors commencer par diviser le prépuce par une incision droite jusqu'au niveau de la base du gland. On introduit pour cela une sonde cannelée sans cul-de-sac entre le prépuce et le gland; on en fait saillir *fortement* l'extrémité sous la peau ; on glisse dans la cannelure un bistouri très-pointu, à lame étroite, dont le tranchant est tourné en haut; on traverse la peau, et l'on achève la section en retirant à soi l'instrument, qui, lui-même, tend alors le prépuce qu'il vient de traverser.

J'ai recommandé de faire saillir *fortement* l'extrémité de la sonde à l'endroit où l'on veut faire sortir la pointe du bistouri ; ce n'est pas seulement pour que la peau soit plus tendue, plus facile à traverser par la pointe de l'instrument que je recommande cette précaution, c'est pour avoir la certitude de prévenir un accident bien fâcheux, que j'ai vu survenir plusieurs fois entre les mains de praticiens très-habiles, mais pressés ou préoccupés.

Les malades sont presque toujours fort agités au moment où l'opération va commencer; on est souvent obligé de les faire tenir; ils retardent l'opérateur tant qu'ils peuvent, et souvent dérangent sa main; celui-ci se hâte d'en finir : il introduit la sonde cannelée par l'ouverture du prépuce ; il la confie à un aide, et glisse précipitamment son bistouri dans la cannelure. Si, pendant tous ces mouvemens, la sonde est entrée dans l'urètre, par une cause ou par une autre, le bistouri suit invariablement la cannelure et va fendre le gland.

Rien de semblable n'est possible, toutes les fois qu'on voit le bout de la sonde se dessiner à travers le prépuce, au moment où il va être traversé par la pointe du bistouri. On peut encore, pour plus de précaution, promener la sonde cannelée à la surface du gland, et s'assurer avec le doigt de l'épaisseur des parties qui sont au devant de la cannelure; mais la première précaution suffit toujours pour avoir la certitude que l'instrument ne s'est pas fourvoyé dans l'urètre.

Après cette première incision, on saisit successivement les deux lambeaux entre le pouce et l'index, et on les enlève avec des ciseaux courbes sur leur plat, en ayant soin de bien régulariser la surface de la plaie, surtout aux environs du frein.

ε Chez l'adulte, plusieurs artérioles donnent ordinairement du sang en jet, particulièrement celles du frein et les dernières ramifications de la dorsale de la verge. Quand on excise le prépuce pour des chancres, ou quand il existe des symptômes inflammatoires très-prononcés à l'extrémité de la verge, on peut laisser le sang s'écouler en proportion de la vigueur des individus.

Cette saignée locale est préférable à toute autre : il faut seulement se tenir prêt à lier les vaisseaux quand le pouls faiblit; car ces hémorrhagies ressemblent à celles qui ont lieu par les artères spermatiques. Quelque délié que paraisse le jet du sang, il ne s'arrête pas de lui-même, à moins qu'il ne survienne une syncope, et l'écoulement recommence dès que la circulation se ranime. Il ne faut pas compter alors sur les applications d'amadou, de colophane, etc. : la compression n'est pas non plus applicable. Il convient donc toujours de ne quitter le malade, qu'après avoir placé une ligature sur ces artérioles ; et, pour cela, il ne faut pas attendre qu'elles cessent tout-à-fait de donner du sang en jet, sans quoi il pourrait être difficile de retrouver l'ouverture du vaisseau.

Quant aux tabescens, il importe toujours de ne leur laisser perdre que le moins de sang possible, et par conséquent de lier toujours les plus petits vaisseaux, immédiatement après que l'excision est terminée. Le tenaculum m'a toujours paru, pour cela, plus commode que les pinces. La torsion de l'extrémité des vaisseaux, convenablement pratiquée, pourrait au besoin être employée : c'est sur des artérioles d'un si petit calibre, qu'elle convient le mieux.

J'ai dû entrer dans tous ces détails, pour les praticiens auxquels la circoncision n'est pas familière ; mais les précautions que j'ai indiquées ne doivent pas inspirer d'inquiétudes sur les difficultés ou les suites de cette légère opération : rien n'est assurément plus simple.

§ IV. *Syphilis.* — Il est des spermatorrhées qui n'éprouvent aucune modification par les traitemens anti-vénériens, bien qu'ils n'aient pas été administrés sans de graves motifs. D'autres pertes séminales sont exaspérées par l'usage de ces spécifiques. Mais il en est qui cèdent promptement à leur emploi, après avoir résisté à tous les autres moyens (1). Il est donc incontestable que la spermatorrhée peut être entretenue par le virus syphilitique, même lorsqu'elle a été provoquée par d'autres causes.

On doit commencer par les traitemens spécifiques, toutes les fois qu'il existe des symptômes vénériens, et ne s'occuper des pertes séminales, qu'après avoir rempli cette première indication ; car il y a tout lieu d'espérer que ces émissions involontaires cesseront, quand la maladie syphilitique sera complétement guérie. Il faut avoir recours aux antivénériens, lorsque les autres moyens ont échoué, et qu'il existe des raisons suffisantes de croire à l'existence d'une infection constitutionnelle ; mais on ne doit pas s'obstiner dans une fausse

---

(1) *Voyez* Observ. 26, 27 et 28.

voie, quand les pertes séminales ne diminuent pas à mesure que le traitement avance. Il faudrait, dans tous les cas, modifier ce traitement spécifique, s'il paraissait ne pas convenir à la constitution.

Je conseille, par exemple, de commencer par les mercuriaux et de finir par des préparations d'or, afin de pouvoir rendre à l'économie le ton qu'elle aurait perdu par l'influence du premier traitement.

Les préparations mercurielles agissent d'une manière relâchante sur tous les tissus; il en résulte, à la longue, un état qui a beaucoup d'analogie avec celui que produit le scorbut commençant, état dont on peut avoir une idée, par l'aspect mollasse, fongueux et saignant des gencives. Cette action relâchante des mercuriaux est éminemment fâcheuse chez les tabescens, même chez ceux qui ont une affection syphilitique incontestable, car elle porte aussi sur les organes génitaux et favorise encore la disposition aux pertes séminales ; mais il faut bien s'y résigner, car il n'est pas probable qu'on puisse, en pareil cas, se passer complétement des préparations mercurielles.

Dans les affections constitutionnelles très-anciennes, il ne faut pas espérer de pouvoir arriver à une guérison complète par un seul mode de traitement antivénérien. A la longue, son action curative s'affaiblit, et ses effets sur l'économie s'accumulent de manière à produire d'autres désordres, qu'il importe de prévenir ou de corriger, sans cesser de combattre le virus syphilitique. Quand on en est arrivé à ce point, il faut donc abandonner le premier traitement pour en commencer un autre, dont l'expérience ait également démontré l'efficacité contre les affections vénériennes, et il faut qu'il soit d'une nature tout-à-fait différente de celui qui précède.

Il serait inutile de changer, par exemple, une préparation mercurielle pour une autre; car la seconde agirait encore de la même manière et augmenterait les inconvéniens qu'on veut éviter. Il n'en est plus de même quand on passe des mercuriaux aux préparations d'or, aux sudorifiques, etc., dont l'action est de toute autre nature. Dans la nécessité d'avoir recours à plusieurs traitemens antivénériens, pour détruire complétement les affections vénériennes anciennes et rebelles, il vaut mieux employer les préparations d'or après les préparations mercurielles, que de suivre une marche inverse, surtout chez les tabescens, puisque les préparations d'or agissent à la manière des toniques, resserrent les tissus, activent toutes les fonctions, détruisent, enfin, les fâcheux effets des préparations mercurielles sur tous les tissus, comme si elles saturaient les molécules de mercure. En commençant, au contraire, par les préparations d'or, chez les tabescens surtout, il est probable qu'elles exciteraient trop l'économie; elles n'ont pas cet inconvénient, quand elles viennent après une action éminemment relâchante et long-temps prolongée.

Quant aux sudorifiques, ils ne pourraient pas être supportés par les tabescens, du moins dans le principe, à cause du fâcheux état dans lequel se trouvent presque toujours leurs organes digestifs. C'est donc par les mercuriaux qu'il faut commencer. Mais, il est encore parmi eux un choix à faire. Les préparations de sublimé sont trop irritantes et les frictions trop incommodes. Les pilules de Plenck ont une action très-douce; celles de Sédillot ont de plus l'avantage de combattre la constipation, à cause du savon qu'elles contiennent, et méritent la préférence à cause de cela. Pendant long-temps, il n'en faut donner qu'une ou deux par jour, et l'on ne doit pas aller au-delà de trois en hiver. Il faut diminuer ou suspendre, dès que les malades ont à la bouche une odeur métallique; donner des bains tièdes, toutes les fois qu'il survient de la chaleur et de la sécheresse à la peau, de la fréquence dans le pouls, enfin des symptômes d'irritation gastro-intestinale.

Quant aux préparations d'or, l'oxyde est beaucoup plus doux que le muriate. Cependant, à la dose de 1 ou 2 centigrammes en frictions sur la langue, il modifie peu à peu l'économie, et l'on peut augmenter ces frictions jusqu'à 4 centigrammes, 2 le matin et 2 le soir. Son action est lente; mais elle s'accumule à mesure que le traitement continue, et finit par être très-prononcée. C'est ordinairement par des sueurs abondantes et par des urines copieuses qu'elle se manifeste, et ces signes d'excitation générale ne tardent pas à être suivis de modifications de plus en plus marquées dans les symptômes syphilitiques, sans que les fonctions digestives soient dérangées, ou le système nerveux irrité.

Le muriate d'or et de soude est beaucoup plus énergique, et, par cela même, il convient moins aux constitutions irritables. On doit commencer par un tiers de centigramme (1/15 de grain) seulement, et n'augmenter que très-lentement, tous les huit jours, par exemple, jusqu'à ce qu'on arrive à un centigramme dans les 24 heures. Le muriate d'or et de soude étant très-soluble peut être administré, à l'intérieur, en dissolution dans l'eau distillée, aux mêmes doses qu'en frictions sur la langue. Son action est très-énergique, ses effets curatifs sont plus prompts que ceux de l'oxyde d'or, mais il agite davantage; c'est pourquoi je conseille de préférence l'oxyde d'or pour les individus impressionnables, comme le sont presque tous les malades épuisés par des pertes séminales. Le traitement est beaucoup plus long, mais aussi plus sûr.

J'ai dans ce moment sous les yeux un tabescent, qui vient d'être guéri, par l'oxyde d'or, d'une grave spermatorrhée et d'une infection vénérienne rebelle à de nombreux traitemens. C'était, au reste, le seul moyen qui pût être employé dans le principe, attendu l'état déplorable de la constitution. L'estomac n'avait pas même pu supporter une seule pilule de Sédillot dans les 24 heures. C'est seulement trois mois après le commencement de ce traitement par l'oxyde d'or, qu'il a été possible d'y joindre les sudorifiques, pendant un mois encore.

§ V. *Rétrécissemens de l'urètre.* — Les pertes séminales peuvent être dues à des rétrécissemens, ou seulement être entretenues par eux, après avoir commencé, longtemps avant, sous l'influence des causes les plus diverses. Dans les deux cas l'indication la plus urgente est toujours la même. On ne peut faire disparaître ces pertes, sans détruire tout ce qui s'oppose au libre passage de l'urine. L'action qu'elle exerce sur la membrane muqueuse, est même proportionnelle à la difficulté de son émission. Quand l'obstacle est très-considérable, les efforts de la vessie peuvent être assez puissans pour faire refluer le liquide jusque dans les vésicules séminales par les canaux éjaculateurs (1); et cela se conçoit, puisqu'il en résulte si souvent la rupture même du canal.

Il faut donc toujours commencer par détruire les rétrécissemens, en employant le procédé le plus convenable à leur nature, à leur siége, etc.

Dans l'immense majorité des cas, la dilatation peut suffire et mérite même la préférence, quand elle est convenablement employée. Mais c'est là précisément ce qu'il importe d'examiner.

α. Autrefois on croyait devoir continuer la dilatation pendant deux et trois mois, pour procéder avec prudence et préserver plus sûrement les malades contre les récidives. Dupuytren a persisté jusqu'à la fin, dans ce dan-

---

(1) *Voyez* tom. II, pag. 229.

gereux système, qui, depuis, a été suivi imperturbablement par des chirurgiens d'un grand mérite. Je crois donc devoir rapporter ici ce que j'ai vu à cet égard.

Le long séjour des sondes de gomme élastique les mieux fabriquées, a d'immenses inconvéniens pour la vessie, pour la prostate, pour les organes spermatiques et l'urètre lui-même.

Il en résulte, presque toujours, des catarrhes chroniques qui persistent ordinairement d'une manière idiopathique, lorsque les sondes sont définitivement retirées; parce que la membrane muqueuse a été si long-temps fatiguée par le contact d'un corps étranger, et par l'introduction continuelle de l'air, que son tissu reste injecté, fongueux, et ne peut plus revenir complétement sur lui-même. Or, les catarrhes chroniques de la vessie, que conservent ces malades après leur traitement, sont aussi graves que les rétrécissemens dont ils étaient affectés, et dont ils ne sont pas toujours débarrassés.

La pression qu'exerce, pendant si long-temps, l'extrémité de la sonde contre le même point de la vessie, y détermine une inflammation circonscrite, qui s'étend bientôt de la membrane muqueuse à la membrane musculeuse, et, de là, au péritoine. Cette inflammation produit, comme toujours, le ramollissement des tissus, en même temps que les contractions spasmodiques de la vessie augmentent la pression exercée par l'extrémité de la sonde. Celle-ci pénètre peu à peu dans le tissu ramolli, et, si la violence des douleurs n'oblige pas à retirer tout-à-fait l'instrument, il résulte de cette action continue une perforation complète de la vessie, un épanchement d'urine dans le péritoine ; par conséquent, une mort prompte et inévitable.

J'ai vu plusieurs catastrophes semblables dans le service de Dupuytren, malgré le soin qu'il prenait de fixer lui-même les sondes de ses malades, afin qu'on ne les enfonçât pas trop profondément dans la vessie. Les violentes contractions de cet organe, provoquées par la douleur, ont rendu plus d'une fois cette précaution inutile, parce que la cavité, ne contenant plus d'urine depuis long-temps, embrassait exactement la sonde, et il suffisait d'une saillie peu considérable pour produire une pression funeste par sa continuité.

J'ai vu des cas dans lesquels la violence des douleurs a fait retirer la sonde, avant que la perforation fût complète : cependant celle-ci s'est opérée tout à coup le lendemain ou le second jour, et même plus tard, parce que la soustraction de la sonde avait amené nécessairement la distension de la vessie par l'urine : alors le point dans lequel les membranes muqueuse et musculeuse étaient détruites ou profondément ramollies, n'a pu soutenir la pression exercée par les urines, et le péritoine, qui résistait seul, a fini par se rompre pendant les contractions provoquées pour leur expulsion.

Je n'ai pas besoin de rappeler que le séjour trop prolongé d'une sonde dans la vessie, a plus d'une fois amené la rupture de l'instrument à l'endroit des yeux. Je dirai seulement que cette solution, quelquefois complète, ne dépend pas uniquement de l'altération du tissu de la sonde, de sa mauvaise qualité, de la disposition des yeux en face l'un de l'autre, etc. ; mais que cet accident tient encore à la violence avec laquelle la sonde est pliée par les contractions de la vessie, ce qui peut donner une idée des douleurs endurées par le malade.

Il est clair que ces sondes, ainsi coudées, ne peuvent plus donner passage aux urines.

Le contact prolongé d'un corps étranger avec la prostate n'est pas moins fâcheux pour cet organe : les follicules muqueux, déjà irrités par la difficulté qu'éprouvait l'urine à s'échapper, s'habituent à une sécrétion exagérée, qui donne lieu, plus tard, à des écoulemens intarissables. Mais l'inflammation ne se borne pas toujours là ; elle s'étend aussi quelquefois au tissu cellulaire qui unit ces follicules entre eux, au point de produire de véritables phlegmons de la prostate, qui s'ouvrent très-souvent dans ces follicules dont le fond a été détruit ; en sorte que le pus s'écoule dans le canal, comme à travers une espèce de crible ; quelquefois l'abcès se vide dans la vessie dont il était très-rapproché ; d'autres fois il se fait jour jusque dans le rectum, dont le tissu est enflammé et ramolli par continuité ; plus rarement il se dirige au-dessous du scrotum à travers le périnée.

Ces différentes directions du pus dépendent du siége spécial qu'affecte l'inflammation dans le tissu de la prostate, et de l'épaisseur des parties que la suppuration doit traverser pour s'échapper. Aussi, est-ce le plus souvent par le canal qu'il se fait jour, et le plus rarement par le périnée.

On peut juger que le phlegmon s'est ouvert dans le canal, par l'abondance subite d'un écoulement épais, crémeux, qui passe entre la sonde et le gland ; qu'il s'est fait jour dans la vessie, au changement brusque qui survient dans la nature des urines ; on est certain qu'il s'est vidé dans le rectum, par la couche de pus qui enveloppe les matières fécales ; enfin, l'on sent facilement la tumeur se diriger vers la peau du périnée, long-temps avant qu'il s'y manifeste de la fluctuation, ce qui permet d'aller au devant du pus en plongeant un bistouri jusqu'au foyer, quoiqu'on ait la certitude de ne pas le vider immédiatement.

La plus dangereuse de toutes ces voies est celle de la vessie, à cause de la facilité avec laquelle l'urine pénètre dans le foyer de la suppuration, malgré la présence continuelle d'une sonde. L'action de l'urine achève bientôt la destruction de la prostate, et la fistule urinaire s'étend ensuite à l'urètre, au rectum et aux parties voisines. La direction la plus heureuse que puisse prendre le pus, est celle du périnée ; aussi faut-il la favoriser par une ponction profonde, étendue jusqu'au foyer, dès qu'on peut le sentir, et bien avant qu'il s'y manifeste la moindre apparence de fluctuation.

Ces inflammations aiguës de la prostate, provoquées par le séjour prolongé des sondes, ne se terminent pas constamment par suppuration, ou du moins le pus n'est pas toujours éliminé au dehors, soit parce que les foyers inflammatoires sont très-petits, soit parce que l'inflammation passe à l'état chronique. Quoi qu'il en soit, il en résulte la formation de ce qu'on appelle *tubercules*, par suite de l'absorption de la partie la plus liquide du pus. Mais, plus tard, la fonte de ces tubercules amène la destruction de toutes ces parties.

Enfin, l'inflammation de la prostate peut être chronique dès le début, ou passer bientôt à l'état chronique, et amener des altérations de diverse nature, toujours plus graves que les rétrécissemens qu'il s'agissait de détruire.

Tout le monde sait que cette influence prolongée des sondes à la surface de la prostate s'étend jusqu'aux testicules, tant il est commun de voir ces organes se tuméfier pendant le traitement *ordinaire* des rétrécissemens par la dilatation ; mais, ce qui est plus commun encore et presque toujours méconnu, c'est l'inflammation des canaux excréteurs du sperme.

On ne peut, en effet, constater cette inflammation pendant la vie, que quand elle remonte jusqu'à l'épididyme, ou du moins jusqu'à la portion du canal déférent qu'on peut sentir dans le cordon testiculaire. Or, j'ai trouvé bien des fois sur des individus qui ne portaient plus de sondes depuis long-temps, les vésicules séminales épaissies, déformées, adhérentes au rectum, ou presque entièrement oblitérées ; ou bien encore remplies de matière tuberculeuse plus ou moins concrète, en même temps que la portion des canaux déférens contenue dans le bassin était épaissie, ossifiée, ou remplie aussi de matière tuberculeuse, à différens degrés de densité, depuis l'état le plus voisin du pus, jusqu'à la consistance presque crétacée.

Il n'est pas démontré, sans doute, que ces inflammations des conduits séminifères aient été provoquées par le contact prolongé des sondes avec les orifices des canaux éjaculateurs ; mais, toutes les fois que le testicule, l'épididyme ou la portion voisine du canal déférent sont engorgés par suite de ce contact prolongé, on peut être certain que l'inflammation s'est propagée jusque-là, par la portion du canal excréteur qui est soustraite à tous nos moyens d'investigation ; et tout porte à croire que le plus souvent cette inflammation ne s'est pas étendue jusqu'au cordon testiculaire, c'est-à-dire que, dans la majorité des cas, elle est nécessairement méconnue ; ce qui n'empêche en aucune façon ses fâcheux effets, particulièrement sur les vésicules séminales.

Il n'est pas même nécessaire pour cela, qu'elles deviennent le siége d'une véritable inflammation : on conçoit ce que doit produire l'irritation prolongée de ces réservoirs, surtout chez ceux qui sont affectés déjà de pertes séminales involontaires. L'observation a même démontré que ce contact prolongé des orifices des canaux éjaculateurs avec un corps étranger, avait amené des pollutions nocturnes ou diurnes, chez des malades dont les rétrécissemens n'avaient pas produit ce fâcheux résultat.

Il est donc évident que la dilatation *prolongée* serait plus propre à provoquer la spermatorrhée, qu'à favoriser sa guérison.

Le canal éprouve aussi de graves inconvéniens du séjour trop prolongé des sondes. Non-seulement la membrane muqueuse s'enflamme et ses follicules contractent l'habitude d'une sécrétion exagérée ; mais encore cette inflammation s'étend souvent au tissu spongieux de l'urètre et au tissu cellulaire qui l'environne. C'est ce qu'il est facile de constater par les petites tumeurs douloureuses qui se développent sur le trajet de l'urètre, et font de plus en plus saillie sous la peau. Ces inflammations ont quelquefois le caractère aigu et tendent rapidement à la suppuration. C'est surtout vis-à-vis des rétrécissemens qu'elles se développent, et dans le point où la verge se courbe pour retomber sur le scrotum, c'est-à-dire, aux endroits où la présence de la sonde se fait le plus sentir : on la trouve d'ailleurs souvent déformée au niveau des rétrécissemens ou des courbures du canal.

Lorsque ces tumeurs se vident au dehors, elles disparaissent promptement et complétement. Si elles se manifestent à l'endroit d'un rétrécissement, cette suppuration extérieure en amène la solution la plus heureuse. Mais elles tendent le plus souvent à s'ouvrir dans le canal, si l'on ne se hâte de les inciser avant qu'il s'y manifeste de la fluctuation.

Quand cette rupture s'opère à l'intérieur, l'urine s'introduit dans le foyer, et finit ordinairement par amener une fistule difficile à fermer.

Le plus souvent, ces inflammations ont, dès le début, le caractère chronique : elles ne tendent pas alors à la suppuration. Après avoir cessé de s'accroître, elles diminuent lentement, augmentent de consistance et persistent indéfiniment dans cet état d'induration.

L'étude de ces phénomènes explique parfaitement comment se forment les indurations qui produisent les rétrécissemens de l'urètre ; comment la pression exercée par les sondes peut en amener l'absorption ou l'accroissement; comment il peut en résulter aussi d'autres indurations, c'est-à-dire d'autres rétrécissemens dans des points du canal où il n'en existait pas auparavant. Les premiers rétrécissemens sont le résultat d'une inflammation antérieure, le plus souvent blennorrhagique, terminée par induration partielle, c'est-à-dire par l'organisation des matériaux les plus denses, les plus réfractaires à l'absorption. La pression exercée par la sonde favorise, renouvelle ce travail d'absorption resté incomplet, comme le fait la compression ou l'application d'un vésicatoire sur une tumeur extérieure restée stationnaire. Mais, si l'action est trop forte ou trop prolongée, il en résulte, au lieu d'une simple excitation, un nouveau travail inflammatoire semblable au premier, et, par conséquent, un abcès ou une augmentation du rétrécissement, ou bien encore la formation d'un nouvel obstacle dans un autre point.

Ainsi, la dilatation *prolongée*, loin d'assurer mieux la guérison de ces rétrécissemens, la compromet singulièrement, et favorise beaucoup les récidives, qui deviennent en général de plus en plus fâcheuses, à mesure qu'elles se multiplient.

On ne peut pas douter, par exemple, que ces récidives ne soient dues à l'inflammation nouvelle produite par la présence trop prolongée de la sonde, quand elles tiennent à de nouveaux rétrécissemens, qui se sont manifestés, peu de temps après la soustraction de l'instrument, dans des endroits où il n'en existait pas auparavant.

Tels sont les principaux reproches qu'on peut adresser à la dilatation *prolongée*, sans compter la douleur, la durée du traitement, la malpropreté qu'il entraîne, et la longue immobilité qu'il exige.

Il ne faut pas donc s'étonner de l'ardeur avec laquelle les praticiens ont accueilli la méthode de Ducamp, quoiqu'elle reposât plutôt sur des raisonnemens que sur des faits nombreux et péremptoires, quoiqu'elle fût d'une application bien autrement difficile qu'il ne semblait.

β. Les accidens que je viens de signaler ne tiennent cependant pas essentiellement à la dilatation elle-même, mais à sa durée excessive.

Il est évident que rien de semblable ne pourrait arriver si les sondes n'étaient employées que pendant quelques jours. Mais une dilatation si rapide peut-elle être supportée par les malades? Peut-on s'en promettre des effets durables? Pour répondre à ces deux questions, qui se présentent naturellement à l'esprit, voici les résultats auxquels j'ai été conduit peu à peu par l'expérience.

Dans les cas les plus graves, j'emploie d'abord une sonde métallique toujours plus facile à diriger, ou bien une bougie droite, quand le rétrécissement est situé au devant de la courbure de l'urètre. Je laisse en place la sonde ou la bougie pendant 7 à 8 heures, pour frayer la voie. Après quoi, je leur substitue une sonde en gomme élastique de même calibre. Le rétrécissement comprimé s'affaisse, se dégorge, et, après 3 ou 4 heures de séjour, cette sonde peut être facilement remplacée par une autre d'un N° plus fort. Cependant, avant de retirer la première, j'ai toujours soin de m'assurer qu'elle est bien mobile dans le rétrécissement, en la poussant et la retirant un peu. Si elle ne joue pas librement, je la laisse quelques heures de plus.

En procédant de cette manière toutes les quatre heures, on parvient sans peine, en deux jours, à passer dans le rétrécissement la plus grosse sonde que le canal puisse supporter. Chaque nouvelle introduction d'une sonde plus grosse est plus facile et moins douloureuse que les précédentes.

Il est un grand nombre d'obstacles peu étroits, peu résistans, qui ne reparaissent plus : du moins j'en ai vu beaucoup qui ne s'étaient pas reproduits, huit ou dix ans après. Les rétrécissemens plus anciens, plus étendus, et surtout plus résistans, reviennent sur eux-mêmes, après un temps plus ou moins long. Les malades s'en aperçoivent à la diminution du jet des urines. Si ce changement était provoqué par quelques excès, par l'équitation, etc., il faudrait donner des bains, appliquer des sangsues, des cataplasmes, etc., pour combattre l'irritation accidentelle, qu'il ne faut pas confondre avec le resserrement spontané du rétrécissement. Si la diminution du jet s'opérait lentement, sans cause appréciable, on devrait revenir à la dilatation, en commençant par introduire la plus grosse sonde qui puisse franchir l'obstacle. Dans une demi-journée, dans 24 heures, tout au plus, on arrive au même résultat que la première fois, parce qu'on n'a pas laissé l'obstacle revenir au même degré d'étroitesse.

Alors on peut apprendre aux malades à se sonder eux-mêmes, et leur recommander de revenir à la dilatation rapide , toutes les fois que les mêmes indications se présentent. Ces resserremens consécutifs s'éloignent en général rapidement, et, dans les cas les plus réfractaires, ils finissent par ne plus se représenter que de mois en mois , d'année en année.

La dilatation *rapide* a donc tous les avantages de la dilation *lente*, prolongée sans interruption pendant des mois entiers , sans en avoir les inconvéniens.

Il faut cependant faire une exception à cet égard, pour les rétrécissemens produits par une cause traumatique, telle qu'une chute sur le périnée, etc. Ces obstacles sont dûs à une cicatrice ordinaire, qui a besoin d'être assouplie, allongée, amincie, pour ne plus revenir avec force sur elle-même. Ces rétrécissemens traumatiques exigent donc la présence continue de la sonde pendant très-long-temps, pendant plus de temps même que dans les traitemens ordinaires par dilatation. C'est très-fâcheux sans doute, mais il faut bien s'y résigner: car c'est la seule méthode qui puisse amener la guérison complète de ces rétrécissemens traumatiques. Seulement on essaie, de temps en temps, de laisser ces malades sans sonde durant quelques heures, puis un jour, etc., pour arriver peu à peu à les en délivrer tout-à-fait (1).

Abstraction faite de ces cas exceptionnels , il est évi-

---

(1) *Observ. sur les rétrécissemens de l'urètre par cause traumatique et sur leur traitement;* par J. Franc, agrégé à la Faculté de Montpellier. 1839.

dent qu'on ne peut établir aucune comparaison entre les résultats des deux procédés.

γ. Malgré les avantages incontestables de la dilatation, débarrassée des dangers et des inconvéniens que j'ai signalés en commençant, il est pourtant des cas dans lesquels elle doit être remplacée par d'autres méthodes.

Quand le rétrécissement occupe l'ouverture du gland, il ne peut être dilaté sans de vives douleurs, et revient facilement sur lui-même, attendu l'extrême sensibilité des parties, leur volume et leur texture serrée. Il est beaucoup plus simple et plus prompt de l'inciser dans la direction du frein, et d'empêcher ensuite la réunion immédiate de la plaie, en introduisant chaque jour, momentanément, dans le canal, un gros bout de sonde, à quelques centimètres seulement de profondeur. Ces introductions doivent être renouvelées, jusqu'à ce que les lèvres de la plaie soient cicatrisées séparément.

On devrait encore se conduire de même, si le rétrécissement ne dépassait pas le méat urinaire; car, à deux ou trois centimètres de profondeur, le bistouri boutonné peut encore être employé avec la plus grande facilité.

Il est des rétrécissemens, de forme annulaire, qui reviennent rapidement sur eux-mêmes, dès qu'ils ne sont plus distendus par une sonde. Leur structure est analogue à celle des cicatrices ordinaires, et ils ne cèdent également à la dilatation qu'après un temps fort long; encore se montrent-ils disposés à se reproduire plus tard, comme les rétrécissemens dûs à une cause traumatique, auxquels ils ressemblent d'ailleurs sous un autre rapport; car ils sont causés le plus souvent par quelque rupture du tissu spongieux de l'urètre, dans ce qu'on appelle vulgairement *chaude-pisse cordée*, et cette rupture est aussi accompagnée d'hémorrhagie, d'ecchymose, etc.

Il faut donc soumettre ces rétrécissemens à la cautérisation, ou mieux encore à quelques scarifications extérieures ou intérieures, pratiquées sur différens points de la circonférence du rétrécissement : on doit revenir ensuite à l'introduction de sondes volumineuses, pendant une ou deux heures, à des époques de plus en plus éloignées.

δ. Il est des rétrécissemens qui saignent avec une grande facilité, et d'autres qui sont extrêmement sensibles. Dans les deux cas, la dilatation ne convient pas; dans le dernier même elle ne saurait être supportée, à cause des violentes douleurs, de la fièvre, etc., que provoque bientôt la présence de la sonde. Il faut alors modifier par la cautérisation de la surface fongueuse ou excoriée. C'est le seul moyen qui puisse amener une guérison solide, et ses effets sont d'ailleurs aussi certains que prompts et durables.

Aujourd'hui, cette opération peut se faire avec toute la sûreté et la précision désirables, puisque le nitrate d'argent n'est mis à découvert que dans l'étendue qu'on désire, et au moment où l'on a la certitude qu'il est arrivé dans la partie du canal que l'on veut cautériser. L'intensité de l'action n'est pas moins rigoureusement à la disposition de l'opérateur, puisqu'il peut faire rentrer à volonté le nitrate d'argent dans le tube qui protège le canal. L'effet peut donc être limité, *sous tous les rapports*, comme s'il était produit à la surface du corps.

Lorsque des fausses routes ont été pratiquées autour d'un rétrécissement; lorsque son ouverture est irrégulière, ou située au sommet d'une espèce de mamelon détaché par des tentatives de cathétérisme; ou bien encore, lorsqu'elle est masquée par une bride, par un repli de la membrane muqueuse; dans tous ces cas, il peut arriver que l'introduction d'une sonde soit impossible, malgré l'expérience de l'opérateur et toutes les précautions dont il s'entoure.

Il faut alors prendre exactement l'empreinte du rétrécissement, constater avec précision la cause qui s'oppose au cathétérisme, sa position, etc., renoncer à des tentatives inutiles et dangereuses, et détruire cette cause par des cautérisations faites *d'avant en arrière*. On les pratique au moyen d'une sonde appropriée à chaque cas particulier, et dans laquelle on fait arriver le nitrate d'argent sur le point qu'on veut détruire, en protégeant les parties voisines. Cette sonde conductrice doit être droite ou courbe, suivant que le rétrécissement a son siége en avant ou en arrière de la courbure de l'urètre. L'ouverture terminale qui laisse passer le nitrate d'argent, doit être centrale ou latérale, suivant la position de l'ouverture et ses rapports avec la cause qui s'oppose au cathétérisme. Elle doit même présenter une configuration particulière pour chaque cas, attendu qu'il n'y en a jamais deux qui se ressemblent exactement.

A l'aide de ces précautions, on finit toujours par régulariser l'ouverture du rétrécissement, de manière à permettre à une sonde de s'y introduire comme à l'ordinaire.

Bien entendu qu'avant de procéder à une seconde cautérisation, il est indispensable de prendre de nouveau l'empreinte exacte des parties, pour bien savoir ce qu'on a fait et ce qui reste à faire. Ce mode de cautérisation *d'avant en arrière* a ses inconvéniens sans doute, et même ses dangers; il exige beaucoup d'expérience. Mais il ne peut être remplacé par rien dans les cas dont je viens de parler, et il produit souvent, en quelques séances, des résultats inespérés.

ε. Enfin, il est des obstacles au cours des urines qui se trouvent placés en dehors de la membrane muqueuse; ce sont de petites tumeurs développées dans les tissus spongieux de l'urètre, et même encore plus superficiellement. La dilatation les éloigne facilement de l'axe du canal; mais elles reprennent avec la même promptitude leur première position. La cautérisation ne peut avoir d'action sur elles, et les scarifications intérieures ne sauraient les atteindre. Heureusement, l'incision extérieure de ces tumeurs les fait disparaître d'une manière aussi prompte que sûre.

La saillie qu'elles forment en dehors du tissu spongieux, permet de les sentir facilement à travers la peau, surtout quand l'urètre est distendue par une grosse sonde. Alors il faut inciser largement la peau correspondante, le tissu cellulaire intermédiaire, et fendre la tumeur dans toute son épaisseur, suivant la direction de la sonde, sans craindre de pénétrer jusqu'à la membrane muqueuse, et même jusque dans la cavité du canal : la guérison n'en serait pas un instant retardée.

La tumeur, ainsi fendue, suppure, se dégorge et finit par se fondre complétement, à l'aide de quelques cautérisations pratiquées à la surface de la section, avec le nitrate d'argent. S'il en restait quelques traces, elles seraient attirées vers la peau, et par conséquent éloignées de l'axe du canal, par la rétraction de la cicatrice extérieure résultant de l'opération.

De cette manière on imite les effets curatifs produits par la suppuration spontanée de ces tumeurs; effets déjà signalés par Hippocrate, et parfaitement interprétés par Galien (1).

En résumé, tous les moyens imaginés pour la guérison des rétrécissemens de l'urètre, peuvent trouver leur

---

(1) *Aphorismes*, sect. IV, N° 82, et le *Commentaire* de Galien sur cet aphorisme.

application. J'ai cherché seulement, dans ce résumé rapide et fort incomplet, à indiquer les cas dans lesquels une méthode convient mieux que toutes les autres, et même ne peut être remplacée par aucune autre. Cette appréciation est peut-être la partie du traitement la plus importante, la plus délicate, et, jusqu'à présent, la moins connue.

η. De quelque manière qu'on ait procédé à la destruction des rétrécissemens, les pertes séminales diminuent peu à peu dès qu'ils n'existent plus, et finissent le plus souvent par disparaître spontanément.

Cependant il arrive, d'autres fois, qu'elles ne cessent pas entièrement, ou qu'elles reparaissent pour la moindre cause, parce que la membrane muqueuse située entre l'obstacle et la vessie, n'a pu reprendre son état normal, pour avoir été trop long-temps injectée et fongueuse; comme on voit, pour la même raison, quelques malades conserver, après la destruction de leurs rétrécissemens, des suintemens habituels, ou bien des écoulemens plus ou moins abondans, et quelquefois tout-à-fait rémittens, jusqu'à ce qu'on y ait mis fin par la cautérisation de la membrane muqueuse altérée.

C'est aussi le seul moyen qu'on doive employer contre ces pollutions qui persistent après la destruction des rétrécissemens. Alors l'action du nitrate d'argent est aussi sûre que contre les blennorrhées invétérées.

Au reste, le plus souvent, les deux ordres de symptômes se compliquent, et, dans tous les cas, c'est surtout à la surface de la prostate qu'il faut faire porter la cautérisation, parce que c'est là qu'aboutissent les canaux éjaculateurs, et que se produisent les matériaux de ces écoulemens.

§ VI. *Hémorrhoïdes.* — Dans les productions des pertes séminales, les hémorrhoïdes agissent comme cause irritante et comme obstacle mécanique à la défécation.

α. La fluxion qui s'opère sur la fin du rectum, s'étend aux vésicules séminales, à la prostate, au col de la vessie, à la portion membraneuse de l'urètre ; car il en résulte de l'ardeur dans ces parties, de la difficulté à uriner, des érections importunes, des désirs vénériens plus prononcés que de coutume. Pour peu que ces effets soient exagérés, ou qu'ils provoquent à des excès, on conçoit qu'il en doit résulter des pollutions nocturnes ou diurnes, et, par suite, la diminution des désirs vénériens, l'affaiblissement des érections, etc. Ainsi la même cause peut produire d'abord une espèce de satyriasis, et plus tard l'impuissance la plus complète, sans changer cependant de mode d'action.

β. Un régime doux, léger, principalement végétal et lacté, des bains tempérés, des lavemens frais, des suppositoires narcotiques, des cataplasmes émolliens sur les tumeurs devenues externes et douloureuses, l'incision des plus tendues, etc., conviennent en pareil cas, comme le savent tous les praticiens. Mais les sangsues, qu'on emploie si souvent sur ces tumeurs, augmentent l'irritation et favorisent la fluxion. On obtient un dégorgement plus prompt et plus abondant par un simple coup de lancette sur l'hémorrhoïde la plus tendue : elle se vide bientôt complétement, et la compression peut ensuite amener son oblitération, *qu'il faut toujours désirer.*

γ. Lorsque les tumeurs hémorrhoïdales sont assez nombreuses, assez volumineuses pour mettre obstacle à la défécation, il ne faut pas hésiter à les enlever, du moins en grande partie, surtout si elles commencent à s'endurcir et menacent de dégénérer. On trouvera dans les Observations 39, 40 et 41, des détails circonstanciés à cet égard. Je rappellerai seulement qu'il est de la plus haute importante de commencer la dissection de ces tumeurs par les parties les plus profondes, et de cautériser, avec le fer rouge, les surfaces saignantes, immédiatement après chaque coup de bistouri. Cette manière de procéder retarde un peu la fin de l'opération; mais elle prévient sûrement toute hémorrhagie consécutive, et l'on sait combien elles sont quelquefois inquiétantes, après l'enlèvement des plus simples tumeurs hémorrhoïdales, quand les surfaces saignantes se retirent, après l'opération, au-dessus des sphincters. Il n'est pas, du reste, nécessaire que cette cautérisation soit très-profonde; il suffit qu'elle produise la crispation de l'ouverture béante des vaisseaux. De petits cautères olivaires sont très-commodes pour cela; mais ils ont besoin d'être bien incandescens, pour agir énergiquement avant d'avoir eu le temps de se refroidir.

§ VII. *Cicatrices.* — Des cicatrices accidentelles, placées à la marge de l'anus ou à la fin du rectum, peuvent provoquer les pertes séminales les plus graves, par l'obstacle qu'elles mettent à la défécation.

Il est évident qu'on ne peut alors espérer la guérison de la spermatorrhée, qu'en incisant ces brides et en les empêchant ensuite de se réunir. L'Observation 38 peut donner une idée des divers cas analogues qui peuvent se présenter.

§ VIII. *Fissure à l'anus.* — Je ne reviendrai pas sur ce que j'ai dit (1) du double mode d'action que les fissures à l'anus peuvent exercer, comme les hémorrhoïdes, dans la production des pertes séminales. J'ajouterai seulement quelques mots sur un des faits de cette nature, que j'ai observés depuis la publication du premier volume de cet ouvrage.

Tout récemment, j'ai vu des pollutions *nocturnes* graves résister, pendant trois mois, à tous les traitemens, chez un malade d'environ 30 ans. Enfin, ayant appris qu'il rendait du sang en allant à la selle, je voulus savoir s'il avait des hémorrhoïdes, comme il le pensait. Je n'en trouvai pas la moindre trace ; mais je découvris, dans le fond d'un pli de la membrane muqueuse, une légère fissure que j'incisai. Depuis lors, les pollutions diminuèrent très-rapidement et le rétablissement suivit le même progrès.

---

(1) *Voyez* tom. I, de la pag. 245 à la pag. 257.

Ce malade n'éprouvait ni la constipation, ni les élancemens qui accompagnent ordinairement les fissures à l'anus, ni les violentes douleurs qui suivent la défécation ; l'introduction du doigt dans le rectum était même facile. C'est la réunion de toutes ces circonstances qui m'empêcha, pendant trois mois, de soupçonner la cause de ces pollutions. Il est probable que l'absence de ces symptômes tenait à l'abondance des lavemens et des bains, au régime relâchant dont le malade faisait usage depuis long-temps. Quoi qu'il en soit, cette légère excoriation, si difficile à découvrir, entretenait à la marge de l'anus une irritation qui se communiquait aux vésicules séminales, de manière à provoquer des pollutions *nocturnes* très-rapprochées et tout-à-fait accablantes.

J'ai cru devoir mentionner ici ce fait, à cause de la difficulté du diagnostic, et parce qu'il en résulte bien évidemment, comme je l'ai dit ailleurs, que les fissures à l'anus n'agissent pas seulement comme obstacle mécanique à la défécation. On voit aussi combien il importe de rechercher la cause qui *entretient* les pertes séminales, pour arriver au traitement qui leur convient le mieux.

α. L'indication à remplir consiste, comme à l'ordinaire, à diviser les sphincters de l'anus dans une direction qui s'éloigne du périnée, abstraction faite du siége de la fissure.

β. Je ferai cependant observer, en passant, qu'il est des fissures syphilitiques qui produisent les mêmes effets que les autres, sous tous les rapports, et qui guérissent parfaitement par la simple introduction dans l'anus d'une mèche enduite de cérat mercuriel, tandis que les fissures ordinaires sont toujours exaspérées par un pareil pansement. C'est donc un moyen précieux de diagnostic dans les cas douteux. C'est aussi le mode de traitement le plus doux, c'est même le seul qui convienne ; car l'incision ne réussit pas contre ces fissures syphilitiques.

γ. Il est d'usage, après l'incision des sphincters, de placer entre les lèvres de la plaie une grosse et longue mèche de charpie enduite de cérat. — Ce pansement a toujours beaucoup d'inconvéniens ; il présente quelquefois des dangers, et n'est jamais utile.

La présence de cette mèche entre les lèvres de la plaie cause toujours aux malades de vives douleurs, très-souvent de la fièvre, et, chez les individus très-nerveux, des symptômes encore plus graves. J'ai été obligé plusieurs fois de la retirer après plusieurs heures, à cause de l'agitation extrême qu'elle produisait ; elle a même provoqué du délire, des mouvemens spasmodiques et des convulsions à des malades fort impressionnables. Ces mêmes symptômes s'étant reproduits chaque fois que je voulais revenir à l'emploi de la mèche, j'ai dû nécessairement y renoncer tout-à-fait. Cependant, la guérison a été, dans tous ces cas, aussi prompte et aussi complète qu'à l'ordinaire.

D'autres fois j'ai été appelé, peu de temps après l'opération, pour une hémorrhagie très-inquiétante. Elle s'était calmée avant mon arrivée ; mais la mèche avait été expulsée. J'en introduisais une autre avant de m'éloigner, et l'hémorrhagie ne tardait pas à se renouveler, quelquefois jusqu'à syncope ; elle cessait encore après l'expulsion de la mèche ; je m'abstenais de la remplacer, et le sang ne paraissait plus. J'ai su que des accidens semblables avaient été observés par d'autres.

J'ai vu la même chose après des opérations de fistule à l'anus, surtout lorsqu'elles étaient compliquées d'hémorrhoïdes. Tous mes efforts de tamponnement augmentaient l'hémorrhagie : elle s'arrêtait seule, dès que les parties cessaient d'être distendues par les corps étrangers introduits entre les parties divisées.

Il est facile de se rendre compte de ce qui se passe alors : une artériole est ouverte au fond de la plaie ; le tampon en tient l'ouverture béante sans pouvoir la boucher exactement ; le sang rencontre un espace vide formé par la charpie et l'angle rentrant des deux lèvres de la plaie ; c'est dans cette gouttière triangulaire que le sang chemine pour remonter dans l'intestin, ou s'échapper au dehors. Dès que la mèche est retirée, les lèvres sont en contact immédiat ; l'ouverture de l'artère n'est plus tiraillée ; son calibre, toujours très-petit, s'efface par la rétraction du vaisseau : l'hémorrhagie doit donc s'arrêter. Elle se renouvelle, au contraire, chaque fois qu'on introduit entre les sphincters un corps étranger, fût-ce même de la glace dans une vessie, parce que l'ouverture des vaisseaux devient de nouveau béante, et que le sang trouve, dans l'angle rentrant de la plaie, un espace vide par où il s'écoule librement.

J'étais si intimement convaincu de la vérité de cette explication, que dans deux autres cas de cette nature, ne pouvant pas me rendre immédiatement près du malade, j'envoyai seulement un aide retirer tout tamponnement; en effet, l'hémorrhagie cessa bientôt après et ne reparut plus.

Tous ces opérés ont guéri aussi vite et aussi complétement que ceux chez lesquels la mèche avait pu être employée. C'est, au reste, ce qu'il est facile d'expliquer, puisque le passage des matières fécales entretient de temps en temps l'écartement des lèvres de la plaie, et force toujours la cicatrice à commencer par le fond, depuis les premiers instants jusqu'à la fin de la guérison.

Cependant, il m'a fallu tous ces faits pour me faire renoncer à la mèche; car il est plus difficile qu'on ne pense de changer ses idées, quand elles sont celles de tout le monde. Depuis lors je n'ai plus observé aucun accident semblable.

Il faut donc s'abstenir de cette mèche dans tous les cas de cette nature, et particulièrement chez les tabescens, que leur susceptibilité expose davantage à des symptômes nerveux, et dont la moindre hémorrhagie augmenterait encore la faiblesse. D'ailleurs, on conçoit l'effet que doit produire sur les vésicules séminales la présence d'une mèche capable de provoquer de la fièvre, du délire et des convulsions, lorsqu'on pense que la fissure suffisait pour provoquer des pollutions nocturnes et surtout diurnes.

§ IX. *Constipation.* — Les obstacles mécaniques qui s'opposent à la défécation, conduisent naturellement à ce qui concerne la constipation. Mais ici la question n'est plus aussi simple. Toutes les causes de spermatorrhée dont j'ai parlé jusqu'à présent, ont une action parfaitement déterminée, distincte de toutes les autres, et les indications qui en découlent sont tellement évidentes, qu'elles doivent passer les premières; elles sont même tellement spéciales, qu'elles peuvent seules ordinairement assurer une guérison solide.

Il n'en est plus de même de la constipation. Si elle accompagne presque toujours la spermatorrhée, elle n'en est souvent qu'un résultat.

Il importe sans doute de la combattre dans tous les cas, puisqu'elle aggrave les pollutions diurnes, lors même qu'elle n'en est pas la cause première. Toutefois, les malades et beaucoup de médecins se font une étrange illusion, en pensant qu'il suffit de faire cesser la constipation pour guérir les pertes séminales qui ont lieu pendant la défécation.

Il est vrai que, parmi ces pollutions diurnes, celles qui sont purement *accidentelles*, disparaissent dès que la constipation *momentanée* a cessé. Mais alors elles ne constituent pas encore une véritable maladie, puisque la santé n'en est pas altérée.

J'ai vu, au contraire, des pollutions diurnes très-graves, produites par une constipation opiniâtre et fort ancienne, persister après le rétablissement régulier des selles. L'Observation 45 en offre un exemple frappant. Chez un autre tabescent, la section des sphincters n'a même produit aucune amélioration (1).

Wichmann attache *la plus grande importance* (pag. 79) à ce que les malades s'asseyent sur un siége élevé, de manière que les genoux, médiocrement fléchis, fassent un angle droit. « Cette seule précaution, dit-il, a souvent opéré dans la pollution diurne, pourvu qu'on n'y ait pas renoncé trop tôt, un heureux changement. »

Ceux des tabescens qui ont renoncé au conseil de Wichmann, n'en avaient certainement obtenu aucun résultat, car la précaution était trop simple pour ne pas être continuée, si elle eût été de quelque utilité. Si quelques individus s'en sont bien trouvés, c'est que, sans doute, leurs pollutions étaient récentes, purement *accidentelles*, et ne constituaient pas encore une consomption dorsale.

---

(1) *Voyez* tom. I, pag. 175.

Les moyens de combattre la constipation sont assez connus, pour que je me dispense d'en parler ici ; j'aurai d'ailleurs occasion de revenir plus tard sur la plupart d'entre eux, sous quelque autre rapport. Je dirai seulement que les douches ascendantes me paraissent les plus efficaces, les plus convenables dans tous les cas, et que je regarde les purgatifs comme les plus funestes, de quelque manière qu'on les administre et de quelque nature qu'ils soient.

Les laxatifs, tels que l'huile de ricin, la magnésie, etc., sont les moins nuisibles de tous. Leur plus grand inconvénient est d'augmenter le dérangement de l'estomac. Les purgatifs salins, comme le sulfate de soude ou celui de magnésie, etc., irritent, en outre, la membrane muqueuse des voies digestives, ordinairement très-susceptibles chez les tabescens. Toutes les préparations aloétiques ont de plus le grave inconvénient d'agir davantage sur les gros intestins. Enfin, les drastiques opèrent de la même manière, mais avec beaucoup plus de force encore.

J'ai fait voir que les purgatifs énergiques peuvent provoquer des pollutions chez des individus qui en étaient exempts, par la facilité avec laquelle les contractions spasmodiques du rectum s'étendent aux vésicules séminales. J'ai montré que ces émissions involontaires peuvent persister, par une sorte d'habitude, après la cessation de ces médicamens, de manière à constituer une véritable consomption dorsale, dont la marche est désormais indépendante. Il est donc facile de comprendre que l'abus des purgatifs doit beaucoup augmenter les pertes séminales qui existent déjà, et qui même sont plus souvent encore la cause que l'effet de la constipation.

D'un autre côté, il n'y a peut-être pas de malades auxquels on prodigue davantage les purgatifs, non-seulement parce qu'ils sont plus habituellement constipés et que leur constipation est opiniâtre ; mais encore parce qu'il est établi en principe, depuis la plus haute antiquité, qu'on ne saurait trop purger les hypochondriaques, et l'on sait maintenant que tous les tabescens présentent au moins quelques symptômes d'hypochondrie. On ne saurait donc prémunir avec trop de soin les praticiens contre les sollicitations de ces malades, qui, précisément, ne leur parlent le plus souvent que de leur constipation, dont ils ignorent eux-mêmes la cause et les effets.

§ X. *Faiblesse, relâchement.* — Les pertes séminales qui peuvent dépendre d'une atonie générale, *à la suite de quelque maladie grave*, sont extrêmement rares, et ne présentent guère d'autres indications que celles des convalescences difficiles. On peut seulement joindre aux moyens généraux les plus propres à relever les forces, quelques-uns de ceux qui agissent plus spécialement sur les organes de la génération, comme l'eau de Spa unie à des vins généreux et colorés, la plupart des gommo-résineux, la cannelle, le gingembre, des mets un peu épicés, du gibier, des viandes noires et faisandées, etc.

α. On attribue beaucoup trop souvent les pertes séminales à l'affaiblissement des organes génitaux, et en particulier au relâchement des canaux éjaculateurs. Cependant il est bien certain que, dans un petit nombre de cas particuliers, cette atonie locale peut, à elle seule, provoquer ou entretenir la spermatorrhée, puisqu'elle cède quelquefois à la seule administration des toniques généraux ou spéciaux ; d'ailleurs la faiblesse peut persister après que les autres causes ont cessé d'agir, et présenter encore cette indication à remplir.

β. A quels signes reconnaître cet état *simple* de faiblesse, de relâchement? Aux antécédens, à l'ensemble de la constitution, et surtout à l'absence de tout symptôme d'irritation locale. On doit, par exemple, soupçonner cette atonie, chez ceux qui ont eu dans leur enfance une incontinence d'urine, ou dont les organes génitaux sont restés à l'état rudimentaire, dont la constitution est éminemment lymphatique, etc. On peut former les mêmes conjectures, lorsque les pertes séminales sont attribuées à des circonstances accidentelles, tout-à-fait insignifiantes. On ne peut guère conserver de doutes sur cette atonie, quand le scrotum est pendant, infiltré; quand les veines des cordons sont variqueuses; quand le gland est pâle, même à son orifice, et le canal indolent pendant le cathétérisme.

L'influence des changemens atmosphériques sur la marche des symptômes, est très-propre à servir de guide en cas d'incertitude. On peut être convaincu que les pertes séminales tiennent à un état de relâchement, quand elles augmentent par un temps humide et doux, quand elles diminuent, au contraire, sous l'impression d'un vent sec, d'un froid vif et piquant. Ces effets opposés indiquent déjà si les toniques doivent être utiles, car les influences atmosphériques en question ressemblent parfaitement à l'action des traitemens débilitans ou toniques les mieux caractérisés. Ceux qui ont des hernies savent très-bien que les temps humides et chauds agissent à la manière des bains prolongés, des boissons relâchantes, des excès et de toutes les causes débilitantes, car ils en éprouvent les mêmes effets : leurs ouvertures herniaires se relâchent, se dilatent; ils ont beaucoup plus de peine à prévenir les déplacemens, que par un ciel pur, froid et sec.

γ. Le *galvanisme* peut être employé avec un grand avantage contre la *torpeur* des organes génitaux.

La 45e Observation en offre une preuve bien remarquable. Ce qui m'a conduit à préférer cet excitant pour agir sur les organes génitaux de ce tabescent, c'est que les pollutions diurnes paraissaient tenir à une espèce de *paralysie* survenue à la suite d'un froid violent et prolongé : d'ailleurs, les membres inférieurs étaient infiltrés, ainsi que le scrotum; un épanchement considérable existait dans la tunique vaginale; la peau était pâle, transparente et froide. — Le succès complet et durable obtenu dans neuf séances, prouve combien le galvanisme était indiqué.

J'ai vu depuis deux autres cas semblables. Mais il est rare de rencontrer une atonie aussi profonde des organes génitaux, car elle était presque portée jusqu'à la paralysie.

C'est surtout dans des circonstances analogues, que le galvanisme convient éminemment et ne peut être égalé par rien. Maintenant que son application est plus simple et plus commode, ellle doit aussi devenir plus usuelle.

De quelque manière qu'on développe le fluide électrique, il faut toujours pouvoir en mesurer la puissance, comme celle de tout autre agent thérapeutique, afin de produire un effet régulièrement progressif, et de ne pas exposer le malade à des secousses trop fortes. C'est même la seule raison qui fait préférer la pile galvanique à la machine électrique, dont il est toujours difficile de prévoir et de régler exactement les effets. — Ceux du galvanisme, au contraire, peuvent être calculés sur le nombre et l'étendue des *élémens* qu'on emploie, et sur la quantité d'acide qu'on ajoute à l'eau. Les piles à courant continu et pourvues d'un multiplicateur, sont les plus commodes; mais leur prix est encore très-élevé et leur théorie assez compliquée : elles sont d'ailleurs à peine connues et reçoivent tous les jours de nouvelles améliorations. Je ne parle donc ici que des piles ordinaires à auges séparées.

Les effets calorifiques et électro-dynamiques dépendent surtout de l'étendue des plaques; mais ceux qu'on produit sur le système nerveux tiennent davantage au nombre des élémens. Quoi qu'il en soit, il est bon que le praticien emploie de préférence les instrumens dont il a l'habitude de se servir, parce qu'il en connaît mieux la puissance.

C'est surtout entre les lombes et les pubis qu'il faut faire passer les secousses galvaniques, parce que c'est la direction qu'affectent les nerfs qui vont de la partie inférieure de la moelle aux organes de la génération. La communication s'établit, entre le conducteur et la peau du malade, à l'aide d'un disque épais de peau molle, trempé dans le liquide acide employé pour charger la pile. Les secousses sont produites par l'interruption et le rétablissement du courant galvanique.

Les effets produits par ces secousses vont en croissant dans la même séance, et d'une séance à l'autre; ce qui tient à deux causes bien distinctes. L'épiderme, mauvais conducteur à l'état sec, s'humecte peu à peu, se soulève çà et là par l'action du galvanisme, se déchire et laisse à nu la surface du derme, qui se couvre alors de boutons rouges et très-sensibles. D'un autre côté, les nerfs sont les meilleurs conducteurs de l'électricité ; c'est toujours leur trajet que suivent les deux fluides pour se combiner. Or, les nerfs deviennent de jour en jour meilleurs conducteurs, ou plus sensibles à l'action galvanique, à moins d'une paralysie complète produite par une lésion profonde de la moelle épinière, ce qui n'est pas le cas des tabescens dont il est ici question. Aussi, quoique l'action de l'acide sur les plaques diminue à chaque séance, et pendant la durée même de chaque séance, les effets des secousses sur ces organes vont au contraire en augmentant, et l'on est plutôt obligé d'affaiblir l'action de la pile que de l'augmenter.

On peut appliquer, plus tard, sur le périnée la plaque qu'on avait d'abord placée sur les pubis, afin de rendre l'action plus directe ; mais on doit craindre alors de déterminer des contractions spasmodiques dans les vésicules séminales.

On pourrait agir encore d'une manière plus directe, plus énergique, en introduisant un mandrin solide dans la vessie, et en établissant ensuite la communication à l'aide d'un bouton olivaire placé dans le rectum, et supporté par une tige enduite de cire à cacheter. L'action du galvanisme est alors bornée aux parties sur lesquelles on veut agir ; elle est toujours très-puissante, parce que les membranes muqueuses, humides et souples, sont des conducteurs beaucoup meilleurs que la peau, mais on est beaucoup moins sûr de ne pas dépasser les effets qu'on veut produire, à moins qu'on n'ait une grande habitude de ces opérations.

J'ai fait cesser de cette manière, en quelques jours, des ischuries accompagnées de constipation, qui ne tenaient qu'à l'affaiblissement de ces organes. Dernièrement encore j'ai fait disparaître, en deux séances, une incontinence complète d'urine, chez une dame dont la vessie avait été long-temps comprimée pendant un accouchement laborieux. Cette incontinence durait depuis trois ans, et elle augmentait tellement à la suite d'un bain ou par un temps humide, qu'on avait fini par supposer une fistule vésico-vaginale, assez petite pour avoir échappé à des investigations superficielles. Après la première séance, la malade ne perdit plus une seule goutte d'urine involontairement; après la seconde, elle put garder ses urines pendant 8 heures, après avoir pris un bain très-prolongé, et, depuis lors, elle se trouve comme avant son accouchement.

J'ai cité ces faits, pour donner une idée du parti qu'on pourrait tirer de ce mode d'administration du galvanisme dans certains cas de pertes séminales, qui reconnaîtraient évidemment pour cause une profonde atonie des organes génitaux; dans ceux, par exemple, où la spermatorrhée serait accompagnée de l'espèce de paralysie de la vessie et du rectum dont je viens de parler.

Voici cependant un fait qui prouve combien il est important d'avoir une connaissance très-précise des moindres circonstances qui peuvent influer sur l'action de l'électricité.

Lord B*, âgé de 65 ans, vint à Montpellier en 1828, pour une ischurie que j'attribuai à une faiblesse de la vessie, parce que la présence d'une grosse sonde ne suffisait pas pour vider cette cavité; il fallait y joindre une forte pression à l'hypogastre : d'ailleurs le rectum partageait cet état de torpeur de la vessie. J'employai le galvanisme, comme je viens de le dire, à l'aide d'un mandrin placé dans la vessie, et d'un bouton olivaire introduit d'environ 3 pouces dans le rectum. Les secousses furent très-peu prononcées le premier jour; le lendemain, j'augmentai la quantité d'acide : cependant je n'obtins aucun effet. Ayant alors retiré le bouton olivaire introduit dans le rectum, je le trouvai encore enduit du cérat qui avait servi à son introduction. Pensant bien que c'était cette couche de corps gras qui avait empêché la communication, je l'enlevai exactement, et, pour plus de précaution, je trempai la petite boule dans le liquide de la pile. Le tout étant disposé comme auparavant, j'établis de nouveau la communication entre les deux pôles. A l'instant, lord B* fit un saut convulsif sur son canapé, renversa la pile, les aides qui tenaient les conducteurs, et se trouva debout avec toutes les apparences de la plus violente frayeur. Cet accident n'eut d'autre résultat qu'une légère augmentation de la puissance contractile de la vessie et du rectum. Cependant, rien ne put déterminer lord B* à se laisser appliquer le galvanisme sur les lombes et le pubis, ou de toute autre manière.

Ces différens effets sont très-faciles à expliquer. Dans la première séance, une légère couche de cérat était restée à la surface de la boule introduite dans le rectum; dans la seconde, une couche plus épaisse empêcha toute transmission de fluide électrique, quoique l'action de la pile eût été augmentée : quand la boule eut été bien nettoyée et trempée dans le liquide excitateur, toute la décharge de la pile s'opéra d'un seul coup entre le rectum et la vessie ; de là, la violente secousse éprouvée par le malade.

Il est vrai que cette circonstance peut facilement être évitée, mais il en est une foule d'autres qu'il n'est pas toujours possible de prévoir. Il faut nécessairement enduire le mandrin avec du cérat pour l'introduire dans la vessie ; il en reste ensuite fort peu sans doute à son extrémité, mais cette quantité peut varier à chaque séance. Quoiqu'on vide la vessie, il y reste ou il y vient plus ou moins d'urine, etc. Les effets doivent donc être peu constans, quelque habitude qu'on ait de ces opérations. C'est pourquoi je conseille à chaque séance de commencer par un petit nombre d'élémens, et de n'augmenter l'action de la pile qu'en raison des effets observés.

Dans les cas de pertes séminales, il est plus prudent encore de faire passer seulement le courant à travers le bassin, comme je l'ai dit d'abord, en plaçant une plaque au bas des lombes, et l'autre au devant de la symphyse pubienne. L'effet produit sur les nerfs des organes génitaux, est toujours assez puissant pour combattre un simple affaiblissement de ces parties.

Après chaque séance les malades éprouvent dans le bassin un sentiment de force et de chaleur, qui va toujours en augmentant ; la vessie et le rectum se contractent avec plus d'énergie, l'ischurie et la constipation cessent, etc. On conçoit dès-lors que l'action du galvanisme serait sans résultat dans tous les cas où l'on n'aurait pas à réveiller l'activité des organes, et qu'elle pourrait produire des effets très-fâcheux, si ces organes étaient le siége d'une irritation prononcée ou d'une grande susceptibilité nerveuse.

Je ne saurais trop le répéter, la plus grande difficulté du traitement de toutes les spermatorrhées est la détermination précise des indications. Au reste, on peut en dire autant du choix des moyens qu'il est possible d'employer avec avantage, suivant les circonstances, contre la plupart des maladies.

5. Les *cantharides* ont été bien souvent employées contre l'impuissance. Ce sont elles qui forment la base des pastilles du Sérail, et d'une foule de pilules, de pâtes et d'opiats, qui constituent, en Orient, le principal commerce de tous ceux qui vendent des drogues; ce sont elles qui constituent essentiellement les *diavolini* et autres préparations aphrodisiaques encore trop employées, surtout en Italie.

L'effet que produisent les cantharides à l'état de santé, a dû faire penser qu'elles ramèneraient également la virilité perdue par suite de consomption dorsale. Aussi, les charlatans et même beaucoup de praticiens sont-ils revenus, dans tous les temps, aux cantharides, comme à une ressource traditionnelle. Cependant, je n'ai pas encore rencontré un seul tabescent qui n'ait amèrement regretté d'en avoir fait usage. La plupart n'en ont pas même obtenu le bénéfice momentané qu'ils en attendaient, et dans plusieurs cas les tissus érectiles sont devenus, pendant leur action, plus petits que dans l'état habituel de repos, par suite d'une véritable rétraction spasmodique de ces parties. Quelques-uns ont éprouvé des érections plus ou moins énergiques, plus ou moins prolongées; mais les pertes séminales en ont été exaspérées à l'instant même, ou bientôt après.

C'est donc un moyen dangereux, qu'il faudrait proscrire de la thérapeutique de ces maladies, à moins d'indication spéciale bien précise. Le galvanisme est bien préférable, non-seulement parce qu'il est plus puissant, mais encore parce que les malades ne peuvent pas en abuser.

ε. Sainte-Marie parle (pag. 109) de succès obtenus « contre les écoulemens spermatiques tenant à une cause *atonique*, par l'emploi des *vésicatoires volans* autour des parties naturelles »; mais ce n'est pas d'après sa propre expérience, et il ne cite aucun fait, aucun nom propre. Il faut donc regarder cette note comme un souvenir vague de quelque communication faite par un confrère. Ce qu'il y a de certain, c'est que les vésicatoires sont très-dangereux dans la spermatorrhée, même lorsqu'ils sont appliqués fort loin, à cause de l'absorption des cantharides. J'en ai cité trop d'exemples frappans pour insister encore sur cette vérité (1). Il faudrait donc avoir recours à d'autres vésicans : encore leur action ne convient-elle que dans des cas très-rares et dans un but différent, comme je le dirai bientôt.

ζ. Le *phosphore*, préconisé par Alphonse Leroy contre les *épuisemens vénériens*, etc., agit de la même manière que les cantharides et n'est pas moins dangereux. Son administration à l'état pur est d'ailleurs environnée des plus grandes difficultés, et à l'état de combinaison il n'agit plus de la même manière.

Le fait cité par Sainte-Marie (p. 115), d'après Alibert, ne prouverait rien, quand même il serait mieux circonstancié; car la *limonade phosphorique* employée contre la consomption dorsale dont il parle, n'a pu agir que comme boisson acide.

Dans l'état actuel de la science, je crois que tout praticien prudent doit renoncer à l'emploi d'un moyen dont les préparations et les effets peuvent être si variables.

---

(1) *Voy.* tom. II, pag. 20 et suiv.; tom. III, pag. 231.

η. Le *seigle ergoté* ou plus exactement *ergot de seigle*, vient d'être employé avec succès en Italie contre les pertes séminales involontaires.

Au congrès scientifique de Florence, j'ai appris d'un médecin italien, qu'il avait guéri huit tabescens gravement affectés, à l'aide de cette substance administrée à la dose de 6 à 24 grains par jour. Je regrette bien vivement d'avoir perdu les notes que j'avais prises à cet égard, car j'aime à rendre à chacun ce qui lui appartient. Si je ne puis citer ici le nom de ce praticien, je ne veux pas du moins donner pour mienne une idée qui ne m'appartient pas.

D'après les renseignemens qui m'avaient été fournis, j'ai employé l'ergot de seigle dans cinq cas où les autres moyens avaient échoué, et les effets que j'ai observés, me font penser que cette singulière production est destinée à prendre place dans le traitement des pertes séminales dues à un état d'atonie. Si je ne l'ai pas essayée sur un plus grand nombre de tabescens, c'est qu'il n'en est pas de la médecine comme des autres sciences expérimentales. Le praticien doit d'abord employer chez ses malades les moyens dont il connaît l'efficacité, et c'est seulement quand il n'en a pas obtenu tout l'effet qu'il en attendait, qu'il peut en essayer d'autres.

Quoi qu'il en soit, de ces cinq malades, l'un a guéri dans 15 jours de pollutions nocturnes très-rapprochées, sans porter l'usage de l'ergot de seigle au-delà de cinquante centigrammes par jour ; mais il est retombé dans le même état, deux mois après, sans cause appréciable. Un autre a dû en prendre pendant un mois, de 30 à 90 centigrammes par jour : un troisième a poussé jusqu'à 150 centigrammes. Tous deux avaient des pollutions diurnes très-graves, accompagnées de constipation opiniâtre et de paresse dans l'émission des urines. Le dernier n'urinait que par regorgement, et ne vidait jamais complétement sa vessie avant de prendre l'ergot de seigle. La constipation était opiniâtre et l'expulsion des gaz presque impossible.

De deux autres tabescens, l'un n'a obtenu qu'une amélioration peu importante, et l'autre a vu ses pollutions diurnes augmenter, à mesure que les pollutions nocturnes diminuaient, ce qui m'a forcé de renoncer à ce traitement.

D'après ce que j'ai observé, il m'a paru que l'ergot de seigle agissait sur les organes génitaux comme un puissant stimulant; car, c'est dans les cas d'atonie qu'il a produit ses effets curatifs les plus remarquables. Il n'a pas moins agi sur le rectum et la vessie que sur les organes génitaux, et son action a été bien évidemment stimulante, puisqu'il a toujours rendu l'émission des urines, des matières fécales et des gaz stercoraux plus énergique et plus facile. Il a même fait cesser chez un de ces malades une paralysie incomplète de la vessie et du rectum. Ce malade ressentait souvent, quand il en prenait un gramme et demi par jour, des secousses involontaires dans ces parties, ainsi que dans les bras et les jambes, secousses qui le réveillaient quelquefois pendant la nuit. Il éprouvait aussi à la peau une chaleur inaccoutumée.

Cette manière de voir s'accorde parfaitement avec ce

que j'écrivais, il y a trois ans (1), sur la salacité provoquée par le seigle ergoté, salacité déjà signalée par le D.r Deslandes (pag. 486).

D'un autre côté, les faits nombreux et intéressans publiés récemment par le D.r Payan (2), me paraissent de nature à ne laisser aucun doute sur le véritable mode d'action de cette substance, puisque son administration a fait disparaître des paraplégies plus ou moins avancées, des ischuries, des paralysies de la vessie et du rectum, qu'on ne pouvait attribuer qu'à un état d'inertie de la moelle ou des nerfs qui en partent. Je viens de rétablir aussi, par ce moyen, les contractions de la vessie chez un vieillard de 78 ans, que j'étais obligé de sonder plusieurs fois par jour, et qui put, dès le 5me jour, uriner sans le secours de la sonde. Je me suis assuré, depuis, que sa vessie se vidait complétement. Du reste, il remarqua, dès les premiers jours, une vigueur inaccoutumée dans cet organe, et y ressentit plus tard des contractions involontaires, en même temps qu'il éprouvait des secousses dans les membres. Les mêmes remarques ont été faites par les malades du D.r Payan.

Tous ces effets paraissent donc de la même nature que ceux qui ont été observés d'abord sur l'utérus, dans les cas de parturition lente, laborieuse, ou d'hémorrhagie par inertie des contractions utérines après l'accouchement, etc. Ils expliquent très-bien ce que j'ai dit de la

---

(1) *Voy.* tom. II, pag. 28 et suiv.

(2) *Mémoire sur l'ergot de seigle, etc.* Aix, 1841.

fréquence des avortemens et de la salacité remarquable des habitans des Landes, surtout dans les mauvaises années. Ces effets, du reste, ressemblent en petit à ceux qui ont été observés dans les épidémies d'ergotisme.

Dans celle de 1716 et 1717, observée par Shmieder, ces malades étaient attaqués de spasmes, de convulsions et des douleurs les plus violentes dans les membres. Dans celle de 1736, si bien décrite par Scrinc, la maladie commençait par une espèce de fourmillement suivi de contraction violente des mains, de renversement du tronc en arrière, comme dans l'opisthotonos, de mouvemens convulsifs, épileptiformes, etc. Les symptômes furent les mêmes dans celle de Silésie, observée par Burghard. Dans l'ergotisme qui portait plus spécialement le caractère gangréneux, la maladie débutait aussi par des symptômes spasmodiques, par de violentes douleurs, etc., avant que la gangrène se manifestât.

Il me semble, d'après tous ces faits, que l'ergot de seigle est loin d'être *hyposthénisant*, comme le veulent Giacomini et son école; que cette singulière production agit au contraire sur le système nerveux d'une manière qu'on pourrait rapprocher de celle du galvanisme.

Quoi qu'il en soit, tout prouve qu'il excite vivement les organes de la génération dans les deux sexes, ainsi que la vessie et le rectum. Mais il est besoin d'un plus grand nombre de faits, pour établir avec précision quels sont les cas de spermatorrhée qui paraissent les plus convenables à son administration.

Les doses peuvent être portées de 20 centigrammes (4 grains), matin et soir, jusqu'à 1 gramme (20 grains).

Tous les praticiens qui ont employé souvent l'ergot de seigle, ont remarqué que ses effets varient beaucoup suivant ses qualités et sa conservation; qu'il s'altère fort promptement au contact de l'air et surtout de la lumière: tous recommandent de préférer celui qui est entier, d'une cassure nette, d'un blanc-violacé, etc.; enfin, de l'employer immédiatement après qu'il a été concassé.

Ce qu'il y a de plus simple et de plus sûr, est donc de faire pulvériser chaque fois la dose qu'on veut employer, et de l'administrer aussitôt après, en suspension dans un verre de liquide.

ζ. Les *bains froids* de mer ou de rivière, etc., ont été si généralement préconisés contre les pertes séminales involontaires, que je sens le besoin d'insister sur les fâcheux effets qu'en éprouvent beaucoup de tabescens. Ces mauvais résultats ont été dûs à la faiblesse excessive de l'économie, ou à la susceptibilité trop grande des organes génitaux. Parmi ces malades, les uns ont été obligés d'y renoncer, parce que la réaction ne s'opérait pas au sortir de l'eau; les autres, parce qu'ils en éprouvaient une exaspération notable de leurs pertes séminales.

La soustraction de la chaleur développée par les êtres vivans, ne peut jamais augmenter *directement* leur force ni leur activité. Quand il en résulte un effet tonique, c'est toujours parce que le froid provoque une réaction de l'économie propre à augmenter la production de la chaleur, dans la même proportion qu'elle est soustraite au corps vivant. Les phénomènes de la vie s'arrêteraient bientôt, si cet équilibre n'était pas maintenu dans certaines limites, fort étroites pour l'homme et les mammifères.

L'efficacité de cette réaction est proportionnée à la vigueur des individus, à l'intensité du froid, à sa durée, et à l'étendue des surfaces qui y sont exposées. Ce sont autant d'élémens qu'il faut calculer, pour prévoir quel sera l'effet d'un bain froid sur tel ou tel individu; car, si la chaleur animale n'augmente pas dans la même proportion qu'elle est soustraite, si la réaction vitale n'est pas proportionnée à l'action stupéfiante du froid, la faiblesse est augmentée, la perturbation peut amener de graves désordres dans les organes les plus faibles ou les plus irritables.

Il ne faut pas seulement tenir compte de la température du bain, mais encore de sa durée, pour savoir si la réaction pourra s'opérer avec avantage. L'immersion instantanée dans une eau très-froide peut être fort tonique chez un individu peu robuste, si elle cesse à l'instant même et si les circonstances accessoires favorisent ensuite le rétablissement de la chaleur.

Il faut donc encore avoir égard à la température de l'air, à la nature des vêtemens, aux frictions qui peuvent être pratiquées sur la peau, enfin à l'exercice qui peut être pris dans le bain, ou immédiatement après.

D'un autre côté, à température égale, de l'eau courante enlève plus de chaleur à la surface du corps, que celle qui est tranquille, parce que de nouvelles couches d'eau froide remplacent continuellement celles qui s'échauffent à la surface du corps : les bains de rivière refroidissent donc plus vite que ceux qui sont pris, à la même température, dans une baignoire, et le refroidissement est d'autant plus prompt que le courant est plus rapide.

L'eau de mer contient différens sels qui produisent, sur la peau, une impression très-énergique et favorisent beaucoup la réaction : ses effets sont donc, toutes choses égales d'ailleurs, beaucoup plus énergiques que ceux de l'eau douce. C'est pourquoi les individus très-impressionnables, quoique bien portans, ne peuvent prendre plusieurs bains de mer de suite, sans éprouver un mouvement fébrile.

Ainsi, l'effet tonique des bains froids est le résultat immédiat d'une lutte dans laquelle l'économie s'efforce de développer de la chaleur dans la même proportion que celle-ci lui est soustraite. On peut avoir une idée bien nette du phénomène, par ce qui se passe quand on frotte avec de la neige une partie qui paraît menacée de congélation prochaine. C'est au médecin à calculer ce que peut la constitution de son malade, afin de ne pas l'exposer à manquer de réaction après le bain.

Cependant, le plus grand avantage de cette espèce de gymnastique, dans les cas de consomption, c'est que les forces disponibles de l'économie sont employées à l'accomplissement d'une fonction plus urgente que celle de la reproduction; en sorte que la sécrétion du sperme s'en trouve nécessairement diminuée, ainsi que je l'ai fait voir, en parlant de l'influence des climats et des saisons sur la génération. Aussi, est-ce principalement contre la masturbation et les excès vénériens, que les bains de rivière et les bains de mer conviennent, pour diminuer la prédominance d'action des organes génitaux. C'est alors qu'on peut les prolonger, et y joindre avec avantage l'exercice de la natation.

Les bains froids conviennent encore dans les pollutions nocturnes récentes et simples. Mais il faut avoir soin, pour peu que la faiblesse soit prononcée, de ne permettre qu'une immersion très-rapide, et l'on doit y renoncer tout-à-fait quand les malades se réchauffent lentement et difficilement.

D'après les renseignemens qui m'ont été fournis par tous les malades affectés de pollutions diurnes, je regarde comme une grande imprudence de conseiller les bains froids dans les cas de cette nature. Si l'on sent le besoin d'exciter toute la peau chez ces malades, il faut user de stimulans directs, qui n'aient pas besoin de réaction pour produire leur effet. On peut, par exemple, employer les bains aromatiques, surtout chez les tabescens qui ont eu, dans leur enfance, une incontinence d'urine.

J'ai dit ailleurs comment ces bains doivent être préparés (*Voy.* pag. 260). Je ferai seulement remarquer que leur température ne doit pas être fort élevée chez les tabescens, dans la crainte de provoquer une agitation qui pourrait favoriser les pertes séminales; tandis qu'on n'a rien à redouter de semblable, quand on les emploie contre les affections scrofuleuses, etc. A la sortie du bain, on doit envelopper ces malades dans de la flanelle, avec laquelle on frictionne toute la peau jusqu'à rubéfaction.

Ce n'est pas seulement une faiblesse excessive qui contre-indique les bains froids, c'est encore l'irritation, la susceptibilité des organes génitaux. Toute impression de froid augmente ces dispositions : elle provoque aussi bien alors la contraction des vésicules séminales que celle de la vessie, et j'ai déjà dit comment plusieurs de mes malades avaient constaté qu'ils rendaient du sperme avec l'urine, sous l'impression même d'un bain froid. Beaucoup d'autres, qui n'avaient pas fait la même remarque, se sont vus forcés de renoncer aux bains de rivière, malgré la confiance qu'ils y avaient d'abord, tant ils étaient anéantis le lendemain. Tout me porte à croire qu'ils avaient éprouvé, comme les premiers, une augmentation de leurs pollutions diurnes, indépendamment de l'effet débilitant produit directement par le froid.

η. Les *applications froides* et les lotions de même nature, à température égale, sont plus facilement supportées que les bains froids, parce que la soustraction de la chaleur est en raison de l'étendue de la surface cutanée mise en contact avec les mêmes liquides. La réaction s'opère avec d'autant plus de promptitude et d'énergie qu'elle est plus circonscrite, et que le reste du corps a moins besoin de développer de la chaleur pour maintenir sa température.

On obtient des effets analogues et bien plus puissans, par des frictions sur les mêmes parties avec de la neige ou de la glace. On peut même en laisser fondre une certaine quantité sur les lombes ou le périnée, soit à nu, soit dans une vessie. Bien entendu que l'action est proportionnée à la durée du contact et à l'intensité du froid.

Ces derniers moyens ont souvent été conseillés *avant le sommeil*, à ceux qui ont des pollutions nocturnes. Mais j'ai rencontré peu de tabescens qui s'en fussent bien trouvés. Les effets sont très-incertains, peu durables, et dépassent souvent le but. Il en résulte quelquefois des irritations fâcheuses des organes génito-urinaires.

Quant aux applications de glace à l'occiput et à la nuque, j'en ai parlé (tom. II, pag. 31) avec assez de détail pour n'y plus revenir. On peut voir aussi l'Observation 90.

Les douches froides sur les régions lombaire et sacrée agissent plus profondément, à cause de la percussion, dont l'effet est proportionné à la hauteur de la chute. Le D.r Sainte-Marie attribue principalement aux douches froides, la guérison du malade qui fait le sujet de son Observation la plus intéressante (pag. 95). J'ai aussi employé ces douches froides avec succès, en les étendant quelquefois au périnée; mais elles m'ont encore paru plus avantageuses, quand j'ai pu les associer aux douches sulfureuses très-chaudes.

Le malade étant dans une étuve à 40 ou 50° centigrades, on lui administre d'abord une douche sulfureuse chaude sur les lombes; puis une douche froide très-courte, qu'on remplace immédiatement par une douche chaude. On donne ensuite une autre douche plus froide et plus prolongée, par laquelle on termine la première séance. Les jours suivans, on diminue la température des douches froides, en même temps qu'on augmente leur durée suivant les effets observés.

La réaction s'établit d'autant plus sûrement, qu'elle est aidée par la douche chaude, et que le malade est plongé dans une vapeur dont la température est très-élevée. Ce jet puissant d'eau froide produit constamment une impression très-pénible; mais elle est adoucie, quand elle devient insupportable, par le jet d'eau chaude que le malade reçoit alors avec beaucoup de satisfaction; après quoi, cette température élevée devient à son tour désagréable, ce qui permet de revenir sans inconvénient à la douche froide.

La première séance ne doit pas durer plus de cinq minutes. Avant qu'elle soit terminée, la peau est déjà très-rouge; une vive chaleur et un sentiment de vigueur se font sentir dans ces parties; il en résulte un effet tonique très-puissant pour les organes génitaux (*Voy.* surtout l'Obs. 44); mais il importe, précisément pour cette raison, de n'en accroître l'action qu'après en avoir observé les premiers effets pendant deux ou trois jours. Alors, on peut augmenter peu à peu le nombre et la durée des douches froides, en toute connaissance de cause.

J'ai vu ces douches *combinées* produire, dès la première séance, une espèce de priapisme, chez des individus qui, la veille encore, étaient impuissans. C'est donc contre l'énergie même du moyen que le praticien doit se tenir en garde ; car cette vive excitation du système nerveux des organes génitaux, si elle était portée trop loin, pourrait augmenter, dans bien des cas, les pertes séminales.

Ces douches, alternativement chaudes et froides, peuvent être étendues plus tard au périnée, à la région pubienne, à la marge de l'anus et même au rectum. Il est facile d'ailleurs de varier la durée de l'un ou l'autre jet, de les multiplier, de les combiner très-diversement suivant les cas, les complications, etc. ; mais il faut en observer les effets avec beaucoup d'attention, et suivre toujours, dans leur emploi, une progression très-lente.

C'est à Aix en Savoie, à Vernet dans les Pyrénées-Orientales, et à Cauterets dans les Basses-Pyrénées, que ces douches peuvent être administrées avec le plus de succès, par la manière dont les robinets d'eau froide et d'eau chaude sont disposés dans une étuve d'une haute température.

6. Les *boissons froides* sont généralement utiles et n'ont presque jamais d'inconvénient. Elles remplacent pour les organes digestifs les liqueurs spiritueuses, dont ces malades sont obligés de se priver plus ou moins rigou-

reusement. La glace est plus puissante, mais ses effets ne sont pas aussi constans. Le Dr Sainte-Marie en fait le plus grand éloge, et il appuie son opinion de faits très-remarquables. J'en ai vu plusieurs fois d'aussi frappans : voici cependant ce que j'ai observé dans d'autres cas.

Les malades dont l'estomac était très-irritable, ont bientôt éprouvé de la sensibilité et de la douleur à l'épigastre, de la chaleur à la peau, de la rougeur à la langue, et une accélération remarquable du pouls ; en un mot, ils ont présenté tous les symptômes d'une véritable gastrite chronique.

D'autres ont eu d'abord des érections fatigantes ; puis de la pesanteur du côté de la prostate, avec émission fréquente des urines et quelquefois diminution dans le volume de leur jet, de la rougeur à l'extrémité du gland, etc. ; d'autres ont éprouvé des suintemens muqueux, une blennorrhée plus ou moins abondante, et surtout une augmentation évidente des pertes séminales. Trois d'entre eux ont présenté des urines glaireuses, expulsées fréquemment et avec douleur, etc. ; enfin, tous les symptômes d'un catarrhe chronique de la vessie. Les glaires ont même pris, dans un cas, pendant plusieurs jours, l'aspect purulent.

Il faut donc, pour administrer avec succès la glace ou des boissons glacées, que les organes digestifs et génito-urinaires ne soient pas irrités ou même très-impressionnables.

Il est encore très-important de tenir compte de la saison, avant d'employer la glace à l'intérieur ou à l'extérieur. En été, la réaction s'opère avec facilité; mais, en hiver, le corps est obligé de lutter continuellement contre la rigueur de la saison ; il est aussi mal disposé que possible à réagir avec avantage contre de nouvelles et fortes soustractions de chaleur, de quelque manière qu'elles aient lieu.

Quant au mode d'administration de la glace à l'intérieur, on peut se prêter sans inconvénient au goût du malade, car les résultats sont toujours les mêmes. — On donnera donc, plusieurs fois par jour, une cuillerée de glace ou de neige pilée avec du sucre, ou bien de petits fragmens de glace avalés seuls, ou des glaces ordinaires, et mieux encore du lait glacé, trois ou quatre fois par jour, autant comme aliment que comme boisson.

Dans tous les cas, il est prudent de commencer par de très-petites quantités à la fois, et même par des boissons fraîches, puis froides et enfin glacées.

ι. Les *ferrugineux* ont été généralement recommandés contre la débilité des organes génitaux, et c'est avec raison. Seulement cette débilité, qu'on regardait comme la seule cause des pertes séminales involontaires, est très-rare, ou du moins elle existe rarement seule, et c'est ce qui fait que les martiaux, comme les bains froids, etc., échouent si souvent, quoiqu'ils aient réellement produit quelques guérisons remarquables.

Ici encore il faut porter autant d'attention à la disposition des voies digestives, qu'à l'état des organes génito-urinaires.

Parmi les eaux ferrugineuses naturelles, celles de Spa sont les plus employées. Cependant, les eaux de Forges (Seine-Inférieure), celles de Vals (Ardèche), de Cransac (Aveyron), etc., sont aussi puissantes. Au reste, les eaux ferrugineuses froides, dont le principe le plus efficace est le carbonate de fer, sont partout les plus communes des eaux minérales. Il est d'ailleurs facile de les imiter, et les produits artificiels sont aussi profitables que les eaux naturelles; ils peuvent même être plus chargés d'acide carbonique, et, par conséquent, tenir en dissolution une plus grande quantité de carbonate de fer.

Les eaux de Rennes (Aude), celles de Sylvanès (Aveyron) et de Lamalou (Hérault), sont assez chaudes pour pouvoir être prises en bain, sans avoir besoin d'être chauffées artificiellement, et ce mode d'administration est précieux, quand l'estomac des tabescens est irritable. Les deux premières contiennent, en outre, de l'acide sulfhydrique et des sulfates, qui les rendent fort utiles dans les affections cutanées accompagnées d'atonie. On doit donc les préférer aux eaux sulfureuses dont j'ai parlé ailleurs (pag. 271), chez les tabescens qui présentent à la fois les deux indications à remplir.

L'eau de Spa, naturelle ou artificielle, peut être coupée avec du vin aux repas, avec du lait ou de l'eau sucrée dans le reste de la journée : c'est peut-être la préparation la plus commode et la plus agréable; mais on pourrait la remplacer par l'eau ferrée ordinaire, et mieux encore, par une solution de lactate de fer, à la dose de 50 centigrammes à 1 gramme par litre d'eau; car le lactate de fer est le plus soluble des sels ferrugineux, et le fer s'y trouve associé à un acide organique.

Enfin, on peut employer toutes les préparations ferrugineuses sous toutes les formes, en veillant seulement à l'état des organes digestifs et génito-urinaires, ainsi qu'à la liberté des selles, car les martiaux favorisent beaucoup la constipation.

x. Les *toniques amers* ou *astringens* ont été trop généralement recommandés contre les pertes séminales involontaires : mais quand elles sont évidemment dues à un état d'atonie, ils méritent la même confiance que les ferrugineux. Il est quelquefois avantageux de les employer en même temps que les martiaux, ou de les combiner, pour changer les impressions reçues par les organes digestifs.

Parmi les toniques amers, le quinquina est le plus généralement usité et celui qui mérite, en effet, la préférence. Vient ensuite le polygala-senega, puis la gentiane, la centaurée, le houblon, etc. La racine de colombo est un des astringens les plus puissans; le ratanhia serait peut-être encore plus énergique : on a souvent eu recours aux sucs épaissis connus sous le nom de sangdragon, de kino et de cachou. Je pense que les astringens minéraux doivent être proscrits chez les tabescens, à cause de la susceptibilité de leurs organes digestifs.

Le D.r Sainte-Marie se loue de l'union du quinquina avec la magnésie (*Voy.* pag. 104). Il rapporte aussi beaucoup de formules dans lesquelles les amers et les astringens dominent, ce qui s'explique par la préoccupation continuelle qui portait ce praticien et ses devanciers à regarder toujours les pertes séminales comme un effet de l'atonie ou du relâchement des organes génitaux. Je me dispenserai de rapporter ici ces recettes, parce qu'elles sont très-compliquées et qu'on les trouve dans tous les formulaires.

Un inconvénient commun à tous ces agens, c'est la facilité avec laquelle ils augmentent la tendance habituelle des tabescens à la constipation.

λ. Les *excitans* généraux et spéciaux ne manquent pas dans les pharmacopées. Presque toutes les labiées et les ombellifères jouissent de propriétés excitantes à un degré plus ou moins prononcé. Elles sont très-développées dans la menthe, la sauge, la mélisse, etc.; dans l'angélique, le fenouil, l'impératoire, etc. Le fenouil, en particulier, a toujours passé pour un puissant aphrodisiaque. Il faut joindre à ces végétaux la véronique, l'aristoloche, et surtout la cannelle, le girofle, la cascarille, l'écorce de Winter, la vanille, etc. Les huiles essentielles de toutes ces plantes sont encore bien autrement énergiques, et à plus forte raison leurs teintures ou *alcoolés*, et leurs esprits ou *alcoolats*.

Ces substances, les dernières surtout, entrent dans la composition de presque tous les remèdes qui ont été vantés dans tous les temps, dans tous les pays et sous toutes les formes, contre l'impuissance ; mais cela ne suffit pas pour me faire croire à leur efficacité contre la spermatorrhée.

Il est certain que les excitans sont de puissans aphrodisiaques pour les individus bien portans ; qu'ils agissent de même chez ceux qui sont faibles, lymphatiques, et dont les organes génitaux sont seulement paresseux, en un mot chez ceux qu'on appelle vulgairement *froids*. Les praticiens qui avaient observé ces effets dans des cas où il n'existait pas de pertes séminales, ont dû être conduits par l'analogie à conseiller les mêmes moyens dans les cas d'impuissance produite par la spermatorrhée, car ils ne soupçonnaient pas même l'existence de cette maladie.

C'est à la confusion de ces faits, si différens cependant les uns des autres, qu'il faut attribuer la confiance que montrent Tissot et Sainte-Marie dans ces excitans ; ce dernier les a fait entrer dans presque toutes les recettes qu'il a transcrites à la suite de sa traduction de Wichmann. Ces deux praticiens ont trouvé la réputation de ces médicamens établie par tous ceux qui les avaient précédés, et ils s'y sont conformés d'autant plus volontiers, qu'ils attribuaient généralement les pertes séminales à l'atonie, au relâchement des canaux éjaculateurs. Il est facile de voir d'ailleurs qu'ils ne parlent pas de l'efficacité de ces stimulans d'après leur propre expérience. Quant à ceux qui ont écrit ensuite sur le même sujet, ils n'ont fait que les copier.

Si j'en juge d'après ce que j'ai pu observer depuis une vingtaine d'années, les stimulans ne conviennent pas même dans les circonstances que j'ai indiquées comme les plus favorables à l'emploi des toniques amers ou astringens. La réputation des nombreuses formules dans lesquelles entrent ces excitans, est due à l'effet qu'ils produisent sur les individus qui n'ont pas de pertes séminales ; parce qu'on a regardé tous les cas dans lesquels les fonctions génitales étaient languissantes, comme des degrés différens de débilité locale, sans remonter à la cause première de cet état ; et les praticiens qui ont le mieux connu les pertes séminales, ont cédé à l'influence de leurs devanciers.

μ. L'indication de fortifier l'économie, et les organes génitaux en particulier, serait très-facile à remplir, si elle se présentait seule : les moyens simples que je viens d'examiner, sont bien assez puissans pour donner du ton à tous les tissus et surtout aux parties sexuelles.

Mais, malheureusement, la faiblesse des organes génitaux se présente bien rarement sans complication.

ν. Les *oléo-résineux*, dont l'action spéciale a quelque chose du camphre, sont les toniques qui conviennent le mieux dans les cas où le relâchement se trouve accompagné d'une grande sensibilité de la membrane muqueuse génito-urinaire : je veux parler du copahu, de la térébenthine, de l'eau de goudron, etc. On doit les donner d'abord à petites doses, plusieurs fois par jour, et n'augmenter que lentement, suivant les effets observés. Malgré ces précautions, les *oléo-résineux* ont encore, très-souvent, l'inconvénient d'augmenter le trouble des fonctions digestives, et de répugner beaucoup à la plupart des tabescens.

Le copahu bien pur mérite la préférence sur tous les autres oléo-résineux. On peut l'associer à la magnésie avec avantage, ou mieux encore l'administrer dans des capsules de gélatine. On commence par une le soir, 4 ou 5 heures après le dernier repas, et l'on augmente suivant les effets observés. La térébenthine parfaitement pure peut être commencée à la dose de 30 à 40 centigrammes en pilules, et l'eau de goudron à la dose de deux cuillerées ordinaires, coupées avec un demi-verre d'eau : on en fait prendre ensuite plusieurs fois par jour, et on la donne moins étendue d'eau.

§ XI. *Susceptibilité nerveuse.* — Il est des pertes séminales qui semblent tenir spécialement à l'action du système nerveux des parties génitales, plutôt qu'à un état de faiblesse ou d'irritation. — Cette disposition, quoique rare, mérite une mention particulière, parce qu'elle présente des indications spéciales.

α. Les organes génitaux sont quelquefois d'une telle susceptibilité, que le moindre attouchement y détermine des sensations extraordinaires. Le plus léger frottement suffit pour provoquer des érections incomplètes et même des pertes séminales. Le cathétérisme produit une douleur intolérable, dès l'entrée du canal, quoiqu'on n'y observe aucune rougeur; des tiraillemens douloureux se font sentir dans les testicules et leurs cordons, ainsi que le long de la verge ; il survient souvent, sans cause connue, des élancemens, des battemens des contractions spasmodiques dans l'épaisseur du périnée, vers le col de la vessie, et probablement dans les vésicules séminales, puisqu'il peut en résulter des émissions involontaires, sans érection, sans idées lascives, malgré tous les efforts pour prévenir la catastrophe.

C'est bien dans les cas de cette nature qu'on peut regarder, avec Galien, la pollution diurne, comme l'effet d'une espèce d'épilepsie locale (1). Ces phénomènes, ou d'autres analogues, s'observent surtout chez des individus secs et irritables, qui ont montré, dès leur enfance, une excessive sensibilité, et dont les premières pertes séminales ont été provoquées par des causes bizarres, et particulièrement par des impatiences ou de vives émotions (2). Ces tabescens sont ceux dont les symptômes s'aggravent d'une manière plus remarquable pendant les temps orageux, et qui supportent le plus mal les bains froids, les applications de glace, etc. Les toniques à l'intérieur ne leur réussissent pas mieux.

β. C'est chez eux que les calmans et les narcotiques peuvent être employés avec le plus de succès ; mais les préparations opiacées ne doivent être commencées qu'à très-faible dose, parce qu'elles leur causent facilement des céphalalgies, des nausées, des indigestions, et favorisent la constipation. J'en ai vu plusieurs qui ont éprouvé tous les symptômes d'une intoxication narcotique, par un lavement avec la décoction d'une seule tête de pavot.

---

(1) *Voyez* tom. II, pag. 368, et Sainte-Marie, *Préface*, pag. 39.

(2) *Voyez* tom. II, pag 218 et suiv.; *voyez* aussi les Obs. 114 et 115.

La thridace n'a pas les mêmes inconvéniens, et ces malades sont assez impressionnables pour en éprouver des effets marqués, à la dose de 40 à 60 centigrammes. L'excipient le plus convenable est l'eau de laitue. Plus tard, on peut joindre à cette potion 30 ou 40 grammes de sirop de nymphæa.

J'avoue que j'ai douté long-temps des vertus de cette substance ; cependant j'ai vu quelquefois les pollutions nocturnes s'arrêter ou s'éloigner d'une manière incontestable pendant son administration, et il m'a paru que c'était particulièrement dans les circonstances dont il est ici question. Malheureusement les préparations de nymphæa dérangent facilement les fonctions digestives, et ses effets ne se prolongent pas long-temps après qu'on a cessé d'en faire usage.

Ces reproches sont, au reste, applicables à tous les opiacés et même à la thridace.

On pourrait penser que le camphre convient surtout à ces tabescens impressionnables; car cette substance agit puissamment sur le système nerveux et calme surtout l'éréthisme des organes génitaux. Cependant, j'en ai rarement obtenu de bons effets chez eux, et tous ceux qui en ont pris de fortes doses, ont éprouvé des maux de tête, des nausées, une agitation générale très-pénible; il en est même résulté, chez plusieurs, un accroissement notable des pertes séminales.

Le camphre n'est certainement pas un anti-aphrodisiaque aussi puissant que l'a prétendu l'école de Salerne, dans cette sentence si connue : *Camphora per nares castrat odore mares ;* mais il diminue ordinairement les érections provoquées par un état d'irritation. Malheureusement ses effets sont très-inconstans, et l'on n'a pas encore apprécié convenablement les causes de ces variations, qui tiennent probablement à l'idiosyncrasie des individus, à la nature de la maladie, à la dose et au mode d'administration du médicament, etc. Quoi qu'il en soit, cette inconstance dans les résultats, explique très-bien la diversité des opinions émises sur l'action du camphre dans toutes les maladies contre lesquelles on l'a employé, et l'embarras que j'éprouve à indiquer dans quelles conditions il peut convenir contre les pertes séminales. Ce que j'ai remarqué d'une manière générale, c'est le mauvais effet qu'il produit toujours à haute dose chez les tabescens. Je conseille de commencer chez eux par 20 ou 30 centigrammes seulement dans les 24 heures.

Si j'ai recommandé la même prudence dans l'emploi de presque tous les moyens dirigés contre les pertes séminales, ce n'est pas uniquement dans la crainte d'augmenter le trouble des fonctions digestives, car j'en ai dit autant à l'occasion des bains, des douches, etc., c'est encore parce que les tabescens, à raison de leur faiblesse et de leur sensibilité, éprouvent, de l'action de tous les modificateurs, des effets infiniment plus prononcés que d'autres.

Quant aux préparations de plomb, dont on a fait beaucoup usage autrefois dans les communautés religieuses, je pense qu'elles doivent être proscrites, même à l'extérieur, à cause des dangers dont leur emploi est toujours environné.

γ. Les *rubéfians* sur le périnée, les cuisses, etc., peuvent être employés quelquefois avec avantage contre les contractions spasmodiques qui amènent des pollutions diurnes ; mais il faut s'abstenir d'y faire entrer des cantharides, pour les raisons que j'ai développées ailleurs.

L'urtication a réussi quelquefois à troubler les douleurs, les spasmes qui annoncent si souvent les pollutions diurnes chez ces tabescens. L'impression des orties est plus prompte que celle des sinapismes ; mais elle laisse à la peau un prurit qui n'est pas sans inconvénient.

Au reste, tous ces rubéfians ne produisent que des effets momentanés. On peut en obtenir une amélioration plus ou moins marquée, mais il ne faut pas en attendre un changement durable, véritablement curatif. Leurs effets se dissipent dès qu'on cesse d'en faire usage, et même quelquefois auparavant, par l'influence de l'habitude. Il faut donc employer des ressources plus efficaces.

δ. L'introduction d'une sonde jusque dans la vessie a l'avantage de faire cesser immédiatement les phénomènes nerveux dont les organes génitaux peuvent être le siége, et de diminuer ensuite la sensibilité exagérée de la membrane muqueuse urétrale. Une sonde de gomme élastique d'un moyen calibre suffit dans le principe : elle doit être introduite avec une extrême lenteur ; il faut même s'arrêter de temps en temps, soit pour laisser calmer la douleur, soit parce que le canal se resserre avec assez de force au devant de l'instrument ou sur ses parois, pour arrêter sa marche. Cet état de spasme dure quelquefois plus d'une minute, et il exige impérieusement qu'on s'abstienne de toute pression, tant qu'il n'a pas cessé, car on n'avancerait pas; on pourrait même faire beaucoup de mal et rebuter pour toujours le malade.

Il en est qui éprouvent de telles douleurs pendant le cathétérisme, que tout leur corps se roidit, s'agite et se couvre bientôt d'une sueur abondante. C'est précisément chez ceux-là que la sonde produit les effets les plus prononcés et les plus durables. Il ne faut pas alors s'obstiner à pénétrer dans la vessie, du moins la première fois.

Dans le principe, on ne doit laisser la sonde en place qu'une heure tout au plus ; ou plutôt il faut la retirer, dès que sa présence détermine de nouvelles contractions spasmodiques de plus en plus rapprochées.

Il est remarquable que, malgré l'acuité de leurs douleurs, ces malades éprouvent, immédiatement après la soustraction de la sonde, un sentiment de bien-être indéfinissable, qui tient à la disparition des sensations pénibles qu'ils éprouvaient dans les organes génitaux ; sensations beaucoup moins vives sans doute, mais bien plus désagréables, par l'anxiété qu'elles entretenaient dans ces parties, et par les préoccupations accablantes qu'elles rappelaient sans cesse à l'esprit.

On doit laisser passer complétement cette première impression, avant d'en produire une seconde. Il ne faut pas même y revenir aussitôt que le passage des urines a cessé d'être douloureux, parce qu'on entretiendrait dans le canal une irritation qui aurait d'autres inconvéniens.

On mettra donc, suivant les cas, de cinq à dix jours d'intervalle, et on laissera au malade le soin de juger quand il devra retirer la sonde, en lui recommandant toutefois de la laisser jusqu'à ce qu'elle provoque des contractions spasmodiques insupportables, ce qui arrive ordinairement, chez ces malades, après une heure ou deux de séjour.

Le gonflement qui suit l'introduction de la sonde, s'étend nécessairement aux orifices des canaux éjaculateurs, et diminue ainsi la disposition aux pollutions diurnes. La douleur modifie ensuite profondément l'action nerveuse désordonnée, qui produisait les contractions spasmodiques des vésicules séminales ; un sentiment de vigueur lui succède, et la sensibilité de l'urètre revient peu à peu à l'état normal. C'est ce dernier changement qui amène l'effet curatif le plus durable.

La sonde n'agit donc pas seulement en amortissant, par son contact réitéré, une susceptibilité funeste, elle produit auparavant une excitation momentanée, accompagnée de gonflement et suivie d'un effet tonique plus prolongé. Aussi, peut-elle être employée avec avantage dans les cas d'atonie , qui d'ailleurs ne sont presque jamais simples.

Il en est des indications comme des causes de la maladie ; rien ne se présente dans la pratique d'une manière aussi distincte qu'on est obligé de le supposer, pour étudier successivement toutes les faces de ces questions compliquées.

Mais il est des malades tellement impressionnables , que rien ne peut les déterminer à subir un traitement aussi simple : d'autres ne veulent pas ou ne peuvent pas en supporter les lenteurs, car les résultats se font long-temps attendre , a cause de l'intervalle qu'il faut nécessairement laisser entre chaque introduction de la sonde. Il faut donc recourir, chez eux, à d'autres moyens.

ι. L'*acupuncture* agit avec autant de promptitude que d'énergie sur le système nerveux du périnée et des parties voisines. Voici comment il convient de procéder.

Les aiguilles doivent être aussi grêles que possible, et assez longues pour pénétrer jusqu'à la vessie. On les détrempe en les faisant chauffer jusqu'à ce qu'elles changent de couleur , afin qu'elles ne puissent casser. On leur forme une tête en cire à cacheter, afin de pouvoir les manier facilement , et on les enduit légèrement d'un corps gras.

Après avoir fait uriner le malade, on introduit la

première aiguille sur le raphé, entre la racine des bourses et la marge de l'anus ; sa pointe est dirigée suivant la ligne médiane, de manière à traverser la moité inférieure de la prostate jusqu'au-dessous du col de la vessie. La seconde est introduite entre la première et la marge de l'anus, et dirigée dans le même sens. On peut en mettre une troisième en avant de la première, en la dirigeant obliquement vers la partie inférieure du col de la vessie.

De cette manière, la prostate doit être traversée dans le trajet que parcourent les canaux éjaculateurs, pour aboutir au *veru montanum*. Il est donc difficile que ces conduits échappent à l'action des aiguilles, en supposant qu'ils ne soient pas traversés par elles.

Je laisse les aiguilles en place, une heure au moins et trois heures au plus ; mais on pourrait prolonger davantage leur séjour, car elles n'ont d'autre inconvénient que d'exiger une immobilité incommode. Leur extraction est seule un peu douloureuse.

Les malades éprouvent, immédiatement après, un sentiment de bien-être et de souplesse, qui s'étend du périnée aux parties voisines, et dépend probablement de la disparition des sensations pénibles qu'ils éprouvaient auparavant. Il en résulte ordinairement une amélioration remarquable de tous les phénomènes produits par le trouble de l'innervation dans les parties génitales ; quelquefois même ils ne reparaissent plus.

L'influence de l'acupuncture sur les pertes séminales n'est pas aussi constante ; car elles ne cèdent pas toujours complétement après la disparition des phénomènes nerveux. J'ai vu cependant plusieurs cas dans lesquels les pollutions ont cessé après une seule séance.

J'ai aussi appliqué plusieurs fois les aiguilles avec avantage sur le cordon des vaisseaux spermatiques et sur le testicule même, dans des cas où les douleurs suivaient principalement ce trajet, en ayant soin, seulement, de les faire pénétrer entre l'épididyme et le corps de la glande. J'ai vu ces douleurs poussées au point que le malade aurait supporté, pour en être délivré, l'ablation du testicule, quoiqu'on n'aperçût aucune altération appréciable dans le volume ni dans la forme de l'organe. Ces douleurs ont cédé après quatre applications des aiguilles, et j'ai appris, depuis, que ce malade s'est marié quelques mois après sa sortie de l'hôpital.

Les névralgies des cordons spermatiques et des testicules ne sont pas toujours accompagnées de spermatorrhée; mais on conçoit que l'association de ces deux ordres de phénomènes doit être fréquente. Dans tous les cas, la première indication à remplir est toujours la même.

On a compromis l'acupuncture par l'abus qu'on en a fait, et, plus tard, on a eu tort de l'oublier complétement. Je ne blâme pas ceux qui l'ont essayée contre toutes les douleurs, toutes les maladies, puisque l'expérience seule pouvait éclairer sur les avantages qu'il était permis d'en attendre; mais ils auraient dû reconnaître l'efficacité de l'acupuncture dans les affections nerveuses locales. Il est pénible de voir si souvent les praticiens passer de l'engouement à l'oubli, sans aucun profit pour les progrès de la thérapeutique. Puisque l'empire de la mode s'étend jusqu'à la médecine, on devrait au moins en profiter pour constater dans quelles conditions un moyen en vogue réussit, afin d'en tirer parti dans des circonstances semblables.

Il est assez rare que les pertes séminales tiennent à l'action irrégulière du système nerveux génital; mais, quand cette cause existe seule, les effets de l'acupuncture sont ordinairement aussi prompts que durables.

§ XII. *Habitude.* — Il faut ajouter aux cas dont je viens de parler, ceux dans lesquels les pertes séminales sont entretenues par une sorte d'habitude. Non-seulement cette influence doit être rapportée au système nerveux, mais encore les mêmes moyens conviennent dans les deux circonstances. J'ai obtenu de bons effets de la sonde et de l'acupuncture, chez des tabescens dont les organes génitaux n'étaient pas très-impressionnables, mais dont la maladie était très-ancienne, ou tenait à des abus, à des excès très-prolongés (1).

Il est très-probable que les contractions spasmodiques

(1) *Voyez* surtout l'Obs. 65, tom. I, pag. 489.

des vésicules séminales étaient alors déterminées par l'empire incontestable que la répétition périodique des mêmes actes exerce sur tous les organes, et particulièrement sur ceux de la génération.

La sonde et l'acupuncture doivent donc être essayées comme perturbateurs, quand on ne voit pas d'indication plus précise à remplir.

§ XIII. *Décubitus sur le dos.* — Il est un autre phénomène qui me paraît encore devoir être rapporté à l'influence nerveuse ; je veux parler de la chaleur des lombes pendant le sommeil.

Parmi ceux qui sont tourmentés par des pollutions nocturnes, quelques-uns n'éprouvent ces accidens que quand ils sont couchés sur le dos ; ce qu'on doit attribuer à l'excitation du système nerveux qui se rend de la moelle aux organes génitaux. Quoique ces cas soient en général peu graves, je vais indiquer les moyens simples qui peuvent y remédier.

Le lit doit être dur ; il est bon d'étendre une peau, ou quelque toile cirée, entre le sommier de crin et le drap. Si cela ne suffit pas, on fait appliquer sur les lombes une plaque de plomb, et, mieux encore, on adapte à cette plaque un coin de liége ou de bois très-léger, qui empêche absolument le corps de reposer sur le dos, quelque profond que soit le sommeil.

Pour que ce décubitus fût possible, il faudrait que le corps restât en équilibre sur le tranchant de ce coin. La plaque de plomb, fixée à une ceinture de toile, prévient l'échauffement que pourrait produire cet appareil, quelque léger qu'il soit. D'ailleurs, pour plus de sûreté, on peut fixer la ceinture au-dessous des côtes. Dans cette position elle ne peut pas échauffer les lombes, et prévient aussi bien le décubitus sur le dos. J'ai toujours vu cet appareil fort simple réussir, quand les pollutions étaient provoquées par l'échauffement des lombes pendant le sommeil.

§ XIV. *Irritation, inflammation chronique.* — La plupart des pertes séminales involontaires sont entretenues par un état d'éréthisme des organes spermatiques. Cette hypersténie peut présenter divers degrés, depuis la simple excitation, jusqu'à l'inflammation la mieux caractérisée.

Les pollutions nocturnes provoquées par la seule *excitation* des organes génitaux, ne sont pas, en général, graves et durables. Si elles méritent de fixer l'attention, c'est uniquement à cause de la facilité avec laquelle elles peuvent devenir *habituelles*.

α. L'*irritation* se manifeste par une rougeur plus ou moins vive à l'extrémité du gland, par une sécrétion abondante et une émission fréquente d'urine, par une vive sensibilité de la portion prostatique de l'urètre, enfin par un sentiment incommode de pesanteur à l'anus et au périnée.

Dans l'*inflammation chronique*, la prostate est, en outre, sensible à la pression et même tuméfiée, comme il est facile de s'en assurer à travers le rectum. Les malades ont des suintemens muqueux, qui proviennent ordinairement d'anciennes blennorrhagies, et qui s'exaspèrent pour la moindre cause. Les testicules sont souvent sensibles, douloureux, tendus et même tuméfiés.

Le printemps est défavorable à tous ces tabescens, dont les pertes séminales sont dues à un état d'hypersthénie : les temps secs et vifs leur sont également contraires ; ils se trouvent mieux d'un air chaud et surtout humide : aussi, les bains froids, les lotions froides, les toniques et tous les excitans leur sont-ils bientôt nuisibles. Ils peuvent bien en éprouver momentanément quelque amélioration, parce que la faiblesse accompagne souvent l'irritation et même l'inflammation chronique ; mais ces bons effets ne tardent pas à être suivis d'une exaspération notable.

Je réunis ici l'inflammation chronique à l'irritation, parce qu'il est souvent difficile de distinguer ces deux états des organes spermatiques, et surtout parce que les indications sont les mêmes.

La rougeur de l'extrémité du gland peut donner une idée des phénomènes qui se passent plus profondément, et la sensibilité, la douleur des testicules, la tension ou le gonflement dont ils sont fréquemment le siége, indiquent assez que cette disposition ne s'arrête pas à la portion prostatique de l'urètre. C'est ce qui explique pourquoi la sécrétion séminale est augmentée, accélérée, c'est-à-dire, pourquoi le sperme est *abondant* et *liquide*, comme Hippocrate l'avait si bien remarqué.

C'est ce qui justifie aussi le rapprochement indiqué par Sainte-Marie (1), entre les pollutions diurnes et le diabétès, rapprochement plus remarquable et plus important que Sainte-Marie lui-même ne l'avait pensé. C'est enfin ce qui rend ces pertes si graves, puisqu'elles ne sont pas seulement involontaires, mais encore immodérées.

β. Tous les moyens conseillés par Hippocrate semblent dirigés contre cet état d'éréthisme des organes

---

(1) *Voyez* Note 5, pag. 85.

spermatiques : d'où l'on peut conclure que l'irritation était alors, comme aujourd'hui, la cause la plus commune et la plus grave de ces évacuations.

Si l'on ne devait employer qu'un seul et même traitement contre toutes les pertes séminales, celui qu'indique Hippocrate serait encore aujourd'hui plus généralement utile que tous ceux qui ont été imaginés depuis, d'après la préoccupation constante d'un état d'atonie, de relâchement.

Je ferai pour la thérapeutique de la *consomption dorsale*, ce que j'ai fait pour les paragraphes relatifs à la cause et aux symptômes de la maladie ; car ici chaque proposition d'Hippocrate porte encore plus évidemment l'empreinte d'une profonde observation pratique. Ces remarques me serviront de point de départ pour ce que j'aurai à dire sur les mêmes objets.

γ. Hippocrate recommande de *fomenter*, dès le principe, toute la surface du corps, de donner des lavemens, etc., et termine en conseillant les bains tièdes. Cet ensemble de moyens calmans, relâchans, contraste d'une manière remarquable avec les lotions froides, les applications de glace, les bains froids, etc., conseillés par les modernes.

Ces fomentations générales étaient accompagnées d'une espèce de massage et suivies d'onctions, etc. Nous ne pouvons pas juger aujourd'hui des effets que ces accessoires pouvaient produire, mais il est probable qu'ils favorisaient la souplesse de tout le corps et surtout les fonctions de la peau.

C'est probablement comme calmans locaux, qu'il conseille aussi les injections dans le rectum πῖσαι κάτω, car il ne parle pas de constipation. L'action des lavemens est, en effet, très-avantageuse dans toutes les irritations des organes génito-urinaires. Les plus utiles sont ceux qui sont gardés complétement, parce qu'ils forment, jusqu'à ce qu'ils soient absorbés, une véritable fomentation locale.

Il ne faut donc pas qu'ils soient trop copieux, ni trop chauds ni trop froids; car ils exciteraient des contractions plus puissantes que la volonté. Leur action pourrait même s'étendre aux vésicules séminales, et provoquer immédiatement une pollution diurne. D'ailleurs, une température trop chaude ou trop froide laisse dans tous les tissus qui ont éprouvé cette sensation pénible, une excitation contraire au but qu'on se propose.

Les lavemens opiacés dérangent les digestions et favorisent la constipation. A moins d'indication absolue, il faut les remplacer par l'eau de laitue, et mieux par des cataplasmes émolliens sur le périnée et la marge de l'anus.

Il ne faut voir dans l'eau de mauve, dans l'eau de son, dans la décoction de graine de lin, etc., que l'eau qui tient en suspension le mucilage ou la fécule; car c'est l'eau seule qui agit dans cette circonstance.

Quant aux bains tièdes, tout le monde connaît leur mode d'action. Je dirai seulement qu'ils conviennent encore mieux dans les cas d'irritation, que les bains froids dans les cas de faiblesse.

En voyant avec quel accord les médecins modernes préconisent les bains froids contre toutes les pertes séminales involontaires, on est tenté d'attribuer au climat, à l'éducation, aux habitudes, etc., une opinion si opposée à celle d'Hippocrate. Mais il n'en est certainement rien, puisque les bains tièdes sont encore aujourd'hui aussi généralement utiles qu'autrefois.

D'où vient que les modernes se trouvent en opposition avec une tradition si ancienne et si précieuse? C'est qu'ils n'ont été préoccupés que d'un état de faiblesse ou de relâchement des organes génitaux, et qu'ils ont tout subordonné à cette idée préconçue; tandis que le Père de la médecine s'est contenté de résumer les observations faites par lui et par ses devanciers.

La température du bain doit être telle que le malade n'éprouve aucune sensation désagréable. Trop élevée, elle produit de l'agitation; trop basse, elle favorise l'irritation locale au lieu de la calmer.

Il est bon que le malade éprouve, en entrant, un léger frisson, et qu'il n'ajoute de l'eau chaude qu'autant qu'il en faut pour faire cesser l'impression du froid. La durée du bain peut varier de trois quarts d'heure à une heure et demie, suivant les cas. Cependant, j'ai vu des tabescens qui prolongeaient leurs bains, suivant la méthode de Pomme, pendant trois et quatre heures, et ne s'en trouvaient nullement affaiblis. Il faut donc étudier ces effets sur chaque individu, et tenir compte des observations qu'il peut faire à cet égard.

Les bains gélatineux, les bains d'eau de mauve, d'eau de son, etc., peuvent être indiqués quand la peau est sèche, irritée, prurigineuse, etc., ou quand l'éréthisme général est très-prononcé ; mais, hors de ces cas exceptionnels, ils ne sont pas plus utiles que les bains d'eau pure. Les bains de lait, de petit-lait, etc., doivent être abandonnés aux charlatans et à leurs dupes.

8. Les prescriptions d'Hippocrate, relativement au *régime* et à *l'hygiène* des tabescens, sont bien en harmonie avec l'emploi de ces moyens adoucissans.

Après avoir préparé l'estomac par un vomitif, il conseille le petit-lait pour boisson, le lait d'ânesse, et, pendant 40 jours, le lait de vache.

« Tant que ce régime lacté durera, dit-il ensuite, faites boire, le soir, la décoction d'orge et défendez tout aliment solide. Ensuite donnez des alimens mous, en petite quantité dans le commencement, et engraissez le malade autant que possible. »

Ce régime aqueux était éminemment le plus propre à seconder l'effet des fomentations, des lavemens et des bains, c'est-à-dire, à calmer l'irritation des organes génitaux et à favoriser la production d'urines abondantes et limpides. En outre, il avait l'avantage de fournir aux organes digestifs l'aliment le plus convenable à leur état.

On a vu combien ces organes affaiblis élaborent avec peine des alimens substantiels ; combien toute digestion laborieuse augmente les pertes séminales. J'ai cité des exemples de rechutes graves, causées par des indigestions, six mois, un an même après la guérison. C'est à des observations semblables, qu'il faut attribuer la progression établie par Hippocrate dans le régime de ces malades, puisqu'il les réduit d'abord au lait de vache pour tout aliment, au petit-lait et à la décoction d'orge pour toute boisson, et qu'il conseille des alimens *mous, en petite quantité dans le commencement,* avant de permettre des alimens solides.

Il est probable aussi qu'Hippocrate a pensé à diminuer la sécrétion du sperme, en restreignant, autant que possible, l'alimentation ; et ce point de vue est peut-être plus important encore que les deux premiers.

J'ai fait voir que la génération est une conséquence de la nutrition ; que, chez tous les êtres vivans, l'économie ne s'occupe de la reproduction de l'espèce, qu'après avoir pourvu à la conservation de l'individu. C'est ce qui explique l'influence des maladies graves, des saisons rigoureuses, de la disette, etc., sur les fonctions génitales. J'ai démontré que la reproduction est, toutes choses égales d'ailleurs, en raison de l'abondance des matériaux de nutrition (1), et l'on a pu voir, par les détails dans lesquels je suis entré, que cette loi est fondamentale et sans exception. Si donc, chez l'homme, les organes digestifs ne fournissaient à l'économie que ce qui est indispensable à sa conservation, la sécrétion du sperme cesserait, comme on le voit chez

(1) *Voyez* surtout tom. II, pag. 424 et suiv.

les animaux sauvages dans l'intervalle du rut. Cette sécrétion ne devient continue dans les mêmes espèces, à l'état domestique, que parce qu'elles partagent avec l'homme les douceurs de la civilisation (1).

Le régime le moins nourrissant est donc le plus propre à diminuer l'activité des testicules. Sans l'influence de l'habitude acquise, la production des zoospermes cesserait complétement chez l'homme soumis à un régime très-sévère, comme quand il éprouve une maladie assez violente ou assez prolongée pour troubler profondément l'économie.

Le plan diététique tracé par Hippocrate, est donc éminemment rationnel sous tous les rapports; aussi a-t-il été généralement suivi dans tous les cas de cette nature, et je ne doute pas que le régime lacté n'ait contribué pour beaucoup à des guérisons dont on a fait honneur à différens traitemens, qui n'y ont pas eu autant de part.

Cependant Wichmann s'est complétement trompé dans l'appréciation des propriétés nutritives du lait, car il le range parmi les *analeptiques* qui *augmentent la semence;* ce qui le conduit à cet étrange paradoxe, que le lait *ne convient pas dans l'épuisement provenant de la pollution diurne* (pag. 68). Il est fâcheux qu'une pareille aberration, sur un point aussi capital, se trouve dans le seul ouvrage remarquable que les modernes aient publié sur cette maladie.

Il ne suffit pas que les praticiens soient convaincus de

---

(1) *Voyez* tom. II, pag. 430.

l'importance du lait dans le régime des tabescens, il faut encore que les organes digestifs ne s'en fatiguent pas trop tôt. La saveur du lait n'est pas de nature à stimuler l'action de l'estomac, et la continuité du même aliment, quand il serait plus sapide, amènerait bientôt le dégoût. C'est ce qu'il faut chercher à prévenir par divers moyens.

On peut donner d'abord le lait cru sortant du pis de l'animal, et passer du lait de chèvre au lait d'ânesse, du lait de vache au lait de brebis. On peut ensuite le faire bouillir et le donner froid ou glacé; y ajouter du sucre, du sirop de gomme, etc., pour modifier ses qualités. S'il provoque des rapports acides, il faut y mettre quelques grains de magnésie ou quelques cuillerées d'eau ferrugineuse comme l'eau de Spa, ou alcaline comme l'eau de Seltz, et mieux encore l'eau de chaux. On peut aussi parfumer le lait avec quelques gouttes de rhum, ou bien y laisser infuser, pendant qu'il refroidit, une feuille de laurier-cerise, ou quelques brins de fenouil, etc. Le thé, le café ne doivent pas servir à parfumer le lait, à cause de leur action sur le système nerveux; il n'en est pas de même du chocolat en petite quantité.

L'estomac est si capricieux, surtout quand il est affaibli, et la monotonie le fatigue si promptement, que la diète lactée ne pourrait être supportée long-temps, si elle n'était continuellement modifiée; c'est cependant celle qui convient le mieux dans le principe, la seule même qui puisse s'accommoder aux cas les plus graves : il est donc important de la modifier souvent, pour qu'elle puisse être soutenue sans fatigue, aussi long-temps qu'il le faut. Quant à la durée de ce régime lacté, elle doit nécessairement varier suivant l'intensité de la maladie et l'état général de l'économie.

Les alimens *mous*, conseillés par Hippocrate après le lait de vache, devaient consister en purées d'orge, de lentilles, etc.; en sucs épaissis des végétaux féculens ou sucrés, qu'il désignait en général sous le nom de χυλός. C'était, en effet, le passage naturel des boissons nourrissantes aux alimens solides, et c'est encore ce qu'il y a de mieux à faire aujourd'hui.

Lorsque le régime lacté ne peut plus être supporté dans toute sa rigueur, il ne faut l'abandonner que peu à peu, en ajoutant au lait des fécules, du riz, du pain, etc. C'est alors que le sagou, le salep et toutes les préparations de cette nature sont indiqués, y compris les purées de toute espèce.

Les fécules tirées de la famille des orchidées, n'ont pas d'autres avantages ni d'autres inconvéniens que toutes les autres. Si elles ont passé pour *aphrodisiaques*, c'est uniquement parce que les deux tubercules qui renferment la matière amylacée, ont la forme des testicules; car on a long-temps préjugé des vertus des plantes par leur aspect, leur couleur, etc. : il ne faut donc voir dans cette réputation qu'un souvenir d'ignorance.

Au reste, il est une fécule qui peut les remplacer toutes avec avantage sous tous les rapports, je veux parler de la pomme de terre. C'est l'aliment le plus convenable aux tabescens après le lait, et sa préparation la plus simple est aussi la meilleure.

La pomme de terre nourrit peu sous un grand volume ; elle se digère très-facilement, et, de plus, elle modifie avantageusement la sécrétion des urines. Celles-ci prennent, en effet, une certaine odeur comme vireuse, qui rappelle celle que présente le tubercule avant qu'il ait été cuit, odeur qu'on retrouve plus ou moins dans les autres parties de la plante, et qui est plus ou moins prononcée dans toutes les solanées. C'est probablement à cette action particulière qu'il faut attribuer l'amélioration que ces malades éprouvent bientôt du côté des voies urinaires, car l'irritation de la vessie diminue, en même temps que les urines prennent cette odeur spéciale. Leur émission devient moins fréquente, et leur passage n'occasionne pas autant d'ardeur; elles sont même ordinairement plus limpides. Il paraît donc que la coction ne détruit pas complétement le principe narcotique uni à la fécule. Ce qu'il y a de certain, c'est qu'une odeur vireuse assez prononcée s'exhale des pommes de terre bouillantes qu'on écrase, et que l'urine conserve la même odeur chez ceux qui en font leur aliment principal.

Les fraises exercent une action tout-à-fait analogue, mais plus prononcée encore. Je ne connais aucun fruit qui calme plus promptement les *irritations* de la vessie et de l'urètre. Il est des tabescens dont les urines sont parfaitement transparentes, et qui ne peuvent cependant les retenir long-temps ; ils éprouvent de l'ardeur au col de la vessie, à la prostate, etc., souvent même des douleurs, des élancemens sans aucun symptôme qui indique une véritable inflammation. Cette irritation particulière, souvent liée aux pollutions diurnes, cède difficilement à la plupart des moyens pharmaceutiques ; mais elle diminue ordinairement et même disparaît quelquefois complétement par l'usage abondant et prolongé des fraises.

C'est d'abord sur les reins que leur action se manifeste, car les urines prennent bientôt une odeur très-prononcée d'acide urique, et, plus tard, elles laissent déposer sur les parois du vase de petits cristaux rougeâtres, que les malades remarquent à cause de leur ressemblance avec les petits grains du fruit. Pendant que ces changemens se passent dans les urines, l'irritation se calme et les pollutions diurnes diminuent, ce qui rend aux organes génitaux une vigueur inaccoutumée.

C'est probablement d'après des faits de cette nature, que le professeur Chaussier a été conduit à ranger les fraises parmi les *spermatopées*. Quoi qu'il en soit, le D.r Sainte-Marie, qui rapporte cette opinion (pag. 86), en conclut que les fraises doivent être exclues du nombre des fruits qui conviennent aux tabescens. C'est parce que mes observations m'ont conduit à des conclusions tout-à-fait opposées, que je suis entré dans ces détails. Au reste, les framboises et les cerises produisent des effets analogues, mais beaucoup moins prononcés.

Je crois inutile de passer en revue les racines, les fruits, etc., qui peuvent entrer dans ce régime végétal des tabescens. Je dirai seulement que le sucre et la fécule sont les principes immédiats qui les rendent alimentaires, et que ces principes sont très-peu réparateurs, si on les compare à ceux qui contiennent de l'azote, comme le gluten, la fibrine et en général les substances animales. Il en résulte que les alimens végétaux, toutes choses égales d'ailleurs, fatiguent moins les organes digestifs que les substances animales, et qu'ils fournissent moins de matériaux à la sécrétion du sperme ; avantages précieux dans la consomption dorsale.

Le conseil que donne Hippocrate *d'engraisser le malade autant que possible*, n'est pas en opposition avec ce que je viens de dire ; car il est bien reconnu que les matières sucrées et féculentes favorisent, d'une manière très-remarquable, le développement du tissu adipeux, bien qu'elles réparent les forces beaucoup moins que les substances azotées. L'expérience devait donc avoir appris à Hippocrate, ce qu'il pouvait attendre de ce régime pour rétablir convenablement ces constitutions délabrées et irritables.

ε. Hippocrate ajoute : « qu'il s'abstienne de vin pur pendant un an. » J'ai eu souvent l'occasion de faire remarquer la profonde sagesse de ce conseil, et l'on a pu voir, par une foule d'observations particulières, que la plupart des tabescens étaient devenus abstêmes peu à peu, spontanément, par le résultat de leur seule expérience ; ce qui montre de plus en plus combien sont rares les pertes séminales entretenues par un état de faiblesse et de relâchement.

Au reste, Hippocrate ne défend pas complétement

le vin, mais seulement le vin pur ; et, en effet, il faut tenir compte des habitudes, du délabrement de certains estomacs, des mauvaises qualités de certaines eaux, etc.

On peut cependant suppléer au vin, dans beaucoup de cas, par une température très-froide, sinon glacée ; par l'addition du sucre, de la gomme, d'une eau alcaline, gazeuse, etc.

Bien entendu que cette prohibition du vin pur doit s'étendre à toute autre liqueur fermentée, ainsi qu'au thé, au café, etc. ; enfin à toutes les boissons excitantes. Elle doit même être prolongée, dans certains cas graves, après la convalescence, afin d'assurer la guérison et de prévenir les rechutes.

Hippocrate, en proscrivant le vin pur pendant un an, indique assez l'idée qu'il avait de la longueur de la maladie, et de la facilité des récidives. Aujourd'hui qu'on peut joindre à ces moyens purement hygiéniques, des modificateurs puissans, la guérison s'obtient d'une manière plus rapide et plus sûre. Cependant, ceux de ces malades qui s'observent avec un peu d'attention, reconnaissent si bien les inconvéniens de toutes les boissons excitantes, qu'ils continuent en général à s'en abstenir long-temps après leur entier rétablissement.

ζ. C'est avec autant de raison qu'Hippocrate défend également les plaisirs vénériens aux tabescens.

On a pu conseiller avec avantage la fréquentation

des femmes pour rompre de mauvaises habitudes, ou pour faire cesser des pollutions nocturnes entretenues par une continence trop absolue et trop prolongée ; mais, dans les cas de consomption dorsale bien établie, toute excitation des organes génitaux augmente les pertes séminales de la manière la plus frappante ; et ce n'est pas seulement le coït qui produit ce fâcheux effet, c'est encore tout ce qui peut éveiller des désirs vénériens, ou rappeler des idées lascives. L'excitation indirecte provenant des sens ou du cerveau, est aussi dangereuse que celle qui peut être exercée directement sur les organes génitaux : il en résulte également une sécrétion plus abondante de liqueur séminale, un accroissement de l'irritation déjà existante.

Il ne suffit donc pas que les tabescens observent matériellement la continence, il faut encore qu'ils s'efforcent de rester moralement chastes, en éloignant de leurs sens, de leurs pensées, tout ce qui peut éveiller des préoccupations érotiques. La moindre imprudence de ce genre leur est aussi funeste qu'une indigestion, un excès de boissons, une équitation forte, ou des médicamens incendiaires : c'est ce qui entrave davantage tous les traitemens et cause le plus de rechutes. A peine les malades éprouvent-ils une amélioration évidente, qu'ils abusent des premiers signes de virilité qui se manifestent ; toutes leurs idées changent relativement aux femmes, et ils ne tardent pas à faire quelque imprudence.

D'un autre côté, sans des émissions volontaires et normales, les pollutions ne sauraient cesser complétement, et l'on doit toujours craindre qu'elles ne redeviennent assez fréquentes pour altérer de nouveau la constitution. Il est même difficile qu'il en soit autrement; car, sans un exercice régulier, l'organe ne peut acquérir le ton dont il a besoin pour que les pertes disparaissent complétement. L'acte normal est donc encore nécessaire pour prévenir la plénitude excessive des vésicules, pour rompre l'habitude de leurs contractions spasmodiques involontaires, et pour développer le ton des tissus. Sans ce retour à l'action physiologique, il n'est pas possible d'obtenir une guérison complète, et l'on doit peu compter sur la durée de l'amélioration obtenue, lors même que les autres fonctions paraissent bien rétablies.

C'est pour cela sans doute qu'Hippocrate a cru devoir fixer un terme à la continence. Toutefois ces limites ne peuvent pas être déterminées *à priori* pour tous les cas d'une manière invariable. Ce serait beaucoup trop d'un an dans les circonstances ordinaires; il en faudrait peut-être davantage dans certaines consomptions très-graves. J'aurai à revenir sur cette importante question, à l'occasion de la convalescence de la consomption dorsale.

η. Hippocrate recommande ensuite aux tabescens d'éviter toute fatigue; mais il leur permet la promenade.

Cette distinction est très-importante, car la fatigue est aussi funeste à ces malades, qu'un mouvement modéré leur est utile. J'ai fait remarquer souvent le besoin qu'ils éprouvent de changer de place, et surtout de marcher en plein air ; besoin si impérieux, qu'il l'emporte sur la faiblesse de leurs jambes, et les expose à des chutes fréquentes. Ce mouvement fait cesser l'anxiété qui les tourmente, leur procure un sentiment de force, de bien-être, et favorise le sommeil dont ils ont tant besoin : cependant, tous savent très-bien que des courses fatigantes leur donnent de l'agitation, de l'insomnie, et sont ordinairement suivies d'une pollution nocturne, quelquefois même de plusieurs dans la nuit suivante. Tout exercice modéré favorise le jeu des organes internes, en appelant le sang dans les muscles, et l'action des membres inférieurs a probablement une influence plus directe sur les organes génitaux ; mais une grande fatigue excite d'abord le système nerveux outre-mesure et le laisse ensuite dans un état de prostration, comme le prouvent l'insomnie et l'affaissement produits par tout exercice forcé. Une forte courbature agit donc sur l'économie comme le ferait un excès de boisson alcoolique : elle a pour les tabescens les mêmes inconvéniens que l'ivresse.

J'ai bien souvent recommandé la gymnastique dans le cours de cet ouvrage, mais c'était toujours dans l'intention de prévenir ou d'arrêter de mauvaises habitudes ou des excès vénériens. On conçoit que, dans ce cas, elle doit nécessairement être poussée jusqu'à la fatigue, puisqu'il importe d'empêcher les forces disponibles de l'économie de se concentrer sur les organes génitaux, comme je l'ai dit en parlant des bains froids. De légères promenades ne produiraient alors aucun effet. Chez les tabescens, au contraire, la moindre lassitude serait plus propre à favoriser les pertes séminales qu'à les empêcher.

Ce n'est donc qu'à la fin de la convalescence qu'on doit conseiller quelques exercices, encore faut-il qu'ils soient très-simples et très-courts dans le principe, qu'ils n'augmentent que lentement et en proportion du retour des forces. C'est sans doute le meilleur moyen de consolider la guérison ; mais il ne doit être employé qu'à propos et avec mesure.

Hippocrate a dû avoir de nombreuses occasions d'observer les divers effets de la gymnastique, car ses contemporains avaient une véritable passion pour tous les exercices du corps, et les plus violens étaient les plus honorés, comme les plus propres à former des citoyens robustes, des hommes de guerre. De là, le besoin de signaler les dangers de ces fatigues pour les tabescens, en leur permettant toutefois les promenades, dont les avantages étaient incontestables.

Les médecins, aujourd'hui, n'auront plus guère à se préoccuper des excès de la gymnastique. Mais les fatigues du corps ne sont pas les seules que doivent éviter les tabescens ; celles du cerveau sont bien autrement fâcheuses. Si les travaux intellectuels excessifs et prolongés peuvent seuls, à la longue, amener des pollutions graves, à plus forte raison doivent-ils les entretenir. Les faits que j'ai rapportés sont assez nombreux, assez concluans, pour ne laisser aucun doute à cet égard : c'est donc contre cette espèce de fatigue, que les praticiens actuels peuvent avoir à prémunir leurs malades.

Je ne parle pas seulement des travaux de cabinet, mais de tout ce qui exige une trop grande contention d'esprit, de tout ce qui produit des émotions trop violentes ou trop répétées. J'ai vu plus d'une rechute causée par de profonds chagrins, par des affections morales variées, par des affaires, etc. : c'est donc à l'intelligence et au moral qu'il faut surtout appliquer aujourd'hui ce qu'Hippocrate dit de la fatigue musculaire.

θ. Enfin, il recommande d'éviter le froid et le soleil, prescription qui s'accorde parfaitement avec ce que j'ai dit, en commençant, des conditions atmosphériques les plus défavorables aux malades dont les pollutions sont entretenues par un état d'irritation.

Toute vive lumière a de plus l'inconvénient de fatiguer la rétine, à cause de la dilatation de la pupille.

Ainsi, chacun de ces conseils porte, comme tout ce qui précède, l'empreinte d'une profonde observation pratique. Tous ces paragraphes renferment le germe d'importantes vérités. Elles pourraient être plus nombreuses, plus développées ; mais, du moins, elles ne sont mêlées d'aucune erreur, et je n'en ai pu dire autant d'aucun de ceux qui ont traité le même sujet.

J'ai parlé de l'hygiène des tabescens, à l'occasion des pertes séminales entretenues par un état d'irritation, parce que les cas de cette nature sont beaucoup plus nombreux que tous les autres ensemble.

J'ai pris pour point de départ les conseils donnés par Hippocrate, parce qu'ils semblent tous combinés pour calmer l'éréthisme des organes génitaux.

Ces moyens hygiéniques ne peuvent même remplir que cette indication; car, le lait, les végétaux, l'abstinence du vin pur, l'usage fréquent des bains tièdes, etc., favoriseraient la production des ascarides, augmenteraient le relâchement des organes génitaux, et seraient sans effet contre les rétrécissemens de l'urètre, les fissures à l'anus, les maladies vénériennes, les dartres, le phimosis, etc.

Cependant, un régime doux, léger, peu nourrissant est encore indiqué pour diminuer la sécrétion du sperme, et quelquefois nécessité par l'affaiblissement et le désordre des organes digestifs. Il est d'ailleurs très-peu de cas simples : c'est au praticien seul qu'il appartient de combiner les moyens suivant les complications.

ϰ. Les modernes ont ajouté fort peu de chose au traitement hygiénique indiqué par Hippocrate. Cela tient probablement à ce que, depuis Arétée, les praticiens n'ont pensé qu'à combattre la *faiblesse*, la *froideur*, le *relâchement* des organes spermatiques. Aussi, toutes leurs prescriptions contre les pertes séminales consistent-elles en toniques généraux ou locaux, en astringens et même en excitans incendiaires. Le formulaire de Wichmann et de Sainte-Marie est presque entièrement composé de recettes de ce genre.

Il n'y a guère, dans cet arsenal des modernes, que le nymphæa et le camphre qui puissent indiquer l'intention de combattre l'éréthisme des organes génitaux. J'ai dit (pag. 358) que ces moyens conviennent spécialement chez les tabescens très-nerveux, dont les pertes séminales paraissent être entretenues par une disposition spasmodique des parties génitales. On conçoit qu'ils peuvent être utiles aussi dans les irritations ordinaires, qu'il est souvent difficile de bien distinguer de la susceptibilité purement nerveuse.

Quant à ce qu'on appelle *semences froides*, *agnus castus*, etc., on sait depuis long-temps à quoi s'en tenir sur la valeur thérapeutique de ces substances.

Si les symptômes d'irritation sont peu prononcés, l'introduction d'une sonde en gomme élastique peut réussir, comme dans les cas de susceptibilité nerveuse, en modifiant la vitalité de la membrane muqueuse urétrale. L'acupuncture a moins de chances de succès, mais elle n'est pas plus douloureuse et n'a pas plus d'inconvéniens que le cathétérisme.

Quand il existe une inflammation chronique, on peut appliquer avec avantage des sangsues à l'anus, en petite quantité à la fois, ainsi que des cataplasmes émolliens; mais, avant d'employer les sangsues, il faut toujours prendre en considération l'état général de la constitution et la résistance du pouls. En général, chez les tabescens, il ne faut avoir recours aux émissions sanguines que dans les cas d'absolue nécessité; car, après l'amélioration locale et immédiate, la faiblesse générale augmente rapidement, et l'état des organes digestifs ne permet pas facilement de réparer le sang perdu. Aussi, tous ces malades ont-ils la plus grande répugnance pour les émissions sanguines, et cette répugnance, il faut en convenir, est très-fondée.

Quant aux cataplasmes, ils n'ont pas les mêmes inconvéniens. Cependant, après deux ou trois jours, ils affaiblissent et relâchent tellement les tissus, qu'il faut y renoncer. C'est, au reste, ce qui arrive pour les bains généraux, les bains de siége, les lavemens et tous les adoucissans, quand on en fait trop fréquemment usage.

λ. J'ai parlé jusqu'à présent de l'irritation ou de l'inflammation chronique des organes génitaux, comme d'un état parfaitement distinct de la faiblesse, du relâchement des mêmes tissus, et je ne pouvais pas procéder autrement, puisqu'il s'agissait d'établir des caractères propres à guider les praticiens dans l'emploi des moyens les plus opposés ; mais, en réalité, chez les tabescens, l'irritation et l'inflammation chronique sont presque toujours accompagnées d'une faiblesse plus ou moins prononcée, semblable à celle qu'on observe dans les autres organes de l'économie.

D'un autre côté, j'ai déjà fait remarquer bien des fois que l'atonie existe rarement seule.

Ainsi, dans l'immense majorité des cas, il ne s'agit réellement que de savoir si c'est l'irritation ou la faiblesse qui domine. C'est cette prédominance seule qui fournit la principale indication, ou, si l'on veut, l'indication la plus urgente ; mais elle n'est malheureusement pas seule, et c'est ce qui fait la difficulté de ces sortes de traitemens.

S'il ne s'agissait que de resserrer et de fortifier, ou bien de calmer et d'adoucir les organes génitaux, les moyens ne manqueraient pas ; la guérison serait assurée et même très-prompte. Mais il faut donner du ton aux tissus par des agens qui n'augmentent pas leur susceptibilité, ou calmer leur irritation sans diminuer leur énergie ; de même qu'il faut nourrir ces malades sans fatiguer, sans irriter leur estomac, aussi faible qu'impressionnable. Il est donc difficile d'arriver à la guérison, en suivant une seule de ces indications depuis le commencement jusqu'à la fin.

Il me reste à parler de l'agent le plus puissant et le plus généralement utile contre la spermatorrhée, c'est-à-dire de la cautérisation, par le nitrate d'argent, de la portion prostatique de l'urètre.

§ XV. *Cautérisation.* — Cette opération convient surtout dans les cas d'irritation et d'inflammation chronique de l'urètre. On peut regarder ses effets comme certains, quand les pertes séminales sont la suite d'une blennorrhagie ou d'une blennorrhée non contagieuse. Elle m'a réussi très-souvent dans des cas où l'atonie et le relâchement semblaient prédominans ; plus rarement quand il existait des phénomènes nerveux très-prononcés ou une disposition congéniale évidente. Dans ces dernières conditions, je n'ai obtenu quelquefois qu'une diminution ou une suppression momentanée des pertes séminales ; mais, dans ces cas mêmes, la cautérisation, en modifiant la vitalité des tissus, a préparé le succès définitif d'autres moyens employés auparavant sans succès.

α. Avant de procéder à la cautérisation, il est indispensable de sonder le malade, pour prendre la longueur exacte du canal et pour vider complétement la vessie.

En retirant lentement la sonde pendant que l'urine s'écoule, on voit le jet s'arrêter quand les ouvertures placées à l'extrémité rentrent dans le canal ; il recommence quand ces ouvertures pénètrent de nouveau dans la vessie. La verge étant alors tendue, si l'on applique le pouce et l'indicateur sur l'instrument, au niveau du gland, on peut juger de la longueur du canal par l'intervalle qui se trouve entre les doigts et les yeux de la sonde. Il est inutile de mesurer cette distance, qui donne exactement la longueur de l'urètre ; mais il faut aussitôt la transporter avec précision sur le porte-caustique et l'y conserver d'une manière invariable. Il suffit, pour cela, d'appliquer les yeux de la sonde contre l'extrémité olivaire du porte-caustique, et de fixer, au niveau des doigts, un curseur mobile sur le tube. Ce curseur est rendu fixe par une vis de pression, et n'a pas d'autre usage que d'indiquer la longueur du canal.

De cette manière, quand le porte-caustique a pénétré dans l'urètre jusqu'à ce que le curseur touche le gland, la verge étant exactement dans le même état d'allongement que pendant le cathétérisme, il est évident que l'extrémité olivaire du porte-caustique doit être où se trouvaient les yeux de la sonde, au moment où l'on a pris la mesure du canal, c'est-à-dire au niveau du col de la vessie, position qu'il importe à l'opérateur de connaître exactement, comme on va le voir.

La vessie doit être vidée complétement, afin qu'il ne pénètre pas d'urine dans le tube du porte-caustique quand il arrive dans cette cavité, et qu'il n'en passe pas non plus dans le canal pendant la cautérisation.

Quand le caustique est délayé par l'urine, il agit moins énergiquement que s'il était sec, et son action s'étend à des parties qu'on n'avait pas l'intention de cautériser. L'inflammation peut alors être insuffisante pour amener les modifications locales qu'on attend, quoiqu'elle soit très-douloureuse à cause de son étendue.

Il est probable que plus d'une cautérisation a manqué son effet, parce que le nitrate d'argent avait été délayé par l'urine avant ou pendant l'opération. Ce qui me confirme dans cette opinion, c'est que j'ai vu plusieurs malades chez lesquels on avait fait, sans succès, de nombreuses injections avec des solutions plus ou moins étendues de nitrate d'argent, et qui ont été guéris ensuite par la cautérisation faite à sec, quoique tous m'aient assuré qu'ils avaient moins souffert dans le dernier cas et pendant moins long-temps. Je ne prétends pas que ces injections ne puissent réussir, car j'ai guéri dans des cas où le caustique avait été dissous par de l'urine restée dans la vessie ; je dis seulement qu'il y a plus d'avantage et moins d'inconvéniens à cautériser franchement la portion de membrane muqueuse sur laquelle s'ouvrent les canaux éjaculateurs, qu'à produire peu d'effet sur ce point important, et à le laisser s'étendre sans utilité dans tous les sens : en un mot, c'est une inflammation aiguë et circonscrite qu'il s'agit de provoquer à l'orifice des canaux éjaculateurs, et non une irritation diffuse de toute la membrane muqueuse de l'urètre.

Je regarde donc le cathétérisme comme indispensable plutôt encore pour vider la vessie, que pour connaître la distance qui existe entre l'extrémité du gland et le col de la vessie.

β. Je ne décrirai pas le porte-caustique courbe dont je me sers depuis vingt ans, puisqu'il est tombé dans le domaine public ; mais je dois signaler les vices de construction que j'ai remarqués sur beaucoup de ceux que j'ai vus, même chez les meilleurs ouvriers de Paris.

En général, le renflement qui termine la cuvette est trop sphérique et trop petit. Cette petite boule s'applique très-exactement contre l'ouverture du tube et la ferme comme ferait une soupape. C'est probablement ce qu'on a voulu, et l'on aurait parfaitement atteint le but, s'il n'avait fallu que fermer exactement l'ouverture du porte-caustique. Mais il résulte d'abord de cette disposition, que la membrane muqueuse, fortement appliquée sur la surface de la cuvette, pendant la cautérisation, risque beaucoup d'être pincée entre l'ouverture du tube et cette petite boule, quand l'opérateur ferme l'instrument pour le retirer ; de sorte qu'il en arrache alors quelques petits lambeaux. En donnant à ce renflement plus de volume et une forme olivaire alongée, on rend cet accident tout-à-fait impossible ; car alors le bouton olivaire, débordant l'ouverture du tube, en éloigne la membrane muqueuse, quand on ferme l'instrument, et le pédicule de l'olive a une surface trop inclinée pour pouvoir rien saisir en se rencontrant avec cette ouverture.

Cette disposition olivaire rend d'ailleurs le cathétérisme plus facile qu'une forme exactement sphérique.

D'un autre côté, il faut que le volume de ce renflement dépasse de beaucoup le calibre du tube ; car l'opérateur n'a pas d'autre guide pour savoir quand le porte-caustique pénètre dans la vessie. Il peut bien juger que l'extrémité de l'instrument arrive près du col vésical, en voyant le curseur fixé sur le tube approcher du gland ; mais il a besoin qu'une sensation nette lui apprenne positivement quand cette extrémité pénètre dans la vessie, et cette sensation lui est fournie par la secousse qu'éprouve sa main, au moment où le renflement de l'olive franchit le col.

En retirant ensuite légèrement le porte-caustique, il éprouve quelque résistance pour faire rentrer ce renflement olivaire dans le canal : c'est alors seulement qu'il est certain que la cuvette chargée du nitrate d'argent correspond à la surface inférieure de la prostate, sur laquelle viennent s'ouvrir les canaux éjaculateurs. Pour que cette sensation lui serve ainsi de guide sûr, il faut donc que le milieu de ce renflement olivaire soit beaucoup plus gros que le calibre du tube.

Cette disposition a donc le double avantage d'empêcher que la membrane muqueuse puisse jamais être pincée, et d'indiquer d'une manière précise à l'opérateur, que le nitrate d'argent se trouve au niveau de la surface prostatique qu'il a l'intention de cautériser.

Pour que cette différence de volume soit très-sensible, il ne faut pas que le tube du porte-caustique ait le calibre des plus grosses sondes d'argent, comme j'en ai vu beaucoup ; car le renflement olivaire ne pourrait pas franchir le gland, ou bien il ne dépasserait pas le calibre du tube. Au reste, cette dimension exagérée est tout-à-fait sans objet. Il ne faut pas non plus que l'instrument soit trop petit, car il pénétrerait trop facilement dans la vessie, et l'opérateur n'éprouverait pas la moindre secousse en franchissant le col; il ne sentirait pas non plus de résistance en voulant faire rentrer ce renflement olivaire dans le canal, et c'est cependant cette résistance qui doit lui servir de guide au moment de pratiquer la cautérisation.

Il importe que la cuvette et la tige qui la supporte, soient d'un seul morceau, parce que toute soudure est très-promptement attaquée par le nitrate d'argent. Une cuvette, soudée à son support, est donc exposée, tôt ou tard, à se séparer au point de jonction ; mais il est tout-à-fait inutile qu'elle soit en platine. Je me sers, encore aujourd'hui, de celle que j'ai fait exécuter il y a 20 ans.

La plupart des ouvriers s'attachent à bien polir la cavité de cette cuvette : il en résulte que le nitrate d'argent n'adhère pas assez aux parois et peut se détacher en totalité ou en partie pendant la cautérisation. Il faut, au contraire, que l'intérieur de la cuvette soit rugueux, chagriné comme la surface d'une lime.

A cette occasion, je ferai observer que le nitrate d'argent doit être fondu dans la cuvette, à la flamme d'une lampe à esprit de vin, de manière à couler comme de l'huile, et à présenter, après son refroidissement, une surface unie. Tant qu'il reste en grenaille, il se détache facilement par fragmens. Quand il s'est boursoufflé, de manière à dépasser çà et là le niveau de la cuvette, les parties saillantes sont cassées par le tube quand on ferme l'instrument, et tombent ensuite quand on l'ouvre. Il faut donc le faire refondre, jusqu'à ce qu'il ne fasse qu'une seule masse régulière. Au reste, il est toujours bon, avant de s'en servir, de fermer et d'ouvrir plusieurs fois le porte-caustique d'une manière brusque, pour s'assurer que rien ne peut se détacher.

J'ai insisté sur toutes ces précautions, parce qu'elles sont trop négligées, malgré ce que j'en ai dit depuis longtemps. Il en est cependant de la cautérisation, comme des opérations les plus simples, dont les résultats diffèrent suivant la manière dont elles sont pratiquées.

7. Le malade doit être couché pendant la cautérisation : assis ou debout, il est moins fixe ; les déplacemens du bassin peuvent être plus brusques, plus étendus, ce qu'il importe beaucoup d'éviter ; l'opérateur lui-même est moins à son aise, moins sûr de tous ses mouvemens.

A mesure que l'extrémité de l'instrument approche du col de la vessie, le curseur fixé sur le tube arrive près du gland ; la sensibilité du canal augmente : c'est alors que l'agitation du malade tend à s'accroître et devient plus fâcheuse. Il faut la laisser tomber, et redoubler d'attention pour saisir le moment où le renflement olivaire pénètre dans la vessie. On doit ensuite le retirer lentement contre le col, le maintenir dans cette position, saisir le mandrin d'une main, faire remonter le tube de l'autre, et promener *très-rapidement* le caustique mis à découvert, à la surface du lobe inférieur de la prostate. *Aussitôt après*, il faut faire rentrer la cuvette dans le tube, et retirer lentement l'instrument fermé.

De cette manière le nitrate d'argent arrive à l'état sec sur la surface de la prostate, à laquelle aboutissent les conduits éjaculateurs. On est donc certain que leur orifice a été cautérisé d'une manière assez énergique pour y produire une modification durable ; et, comme la cuvette est rentrée dans l'intérieur du tube avant que l'instrument soit retiré, la cautérisation n'a pas plus d'étendue qu'il n'en faut pour qu'on ait la certitude d'avoir agi sur les orifices de ces conduits. L'inflammation qu'on détermine de cette manière, est donc à la fois aiguë et très-circonscrite.

Il faut bien se rappeler que la cautérisation est pratiquée, dans cette circonstance, pour amener une modification durable des tissus, à l'aide d'une inflammation franche, et non pour opérer une perte de substance, il n'est donc pas nécessaire de produire des escarres, du moins des escarres que le malade puisse remarquer dans ses urines. C'est pourquoi j'ai recommandé de promener le nitrate d'argent *très-rapidement* à la surface des parties, et de fermer l'instrument *aussitôt après*. L'action doit être aussi prompte que si l'on cautérisait la surface de l'œil pour une inflammation chronique de la conjonctive, une ulcération de la cornée, etc. Car, dans les deux cas, on doit avoir la même intention, et le résultat qu'on obtient est réellement de même nature.

Je ne puis m'élever avec trop de force contre ceux qui veulent assigner une durée qnelconque à l'action caustique, et la mesurer à l'aide d'une montre. Le temps nécessaire pour regarder le cadran est déjà trop long. Plusieurs malades opérés de cette manière ont éprouvé des rétentions d'urine prolongées, par l'effet du gonflement dû à la violence de l'inflammation, ou bien des hémorrhagies abondantes, quand les escarres se sont détachées; et la surface dénudée est restée le siége d'une violente douleur, qui n'a cédé que peu à peu, après un temps très-long. Il peut en résulter aussi un resserrement consécutif, plus ou moins prononcé, de cette partie du canal.

Ces effets se conçoivent, quand on pense à l'étendue et à l'épaisseur des escarres rendues par les malades. Au contraire, quand la cautérisation a été faite convenablement, les débris d'escarres sont tellement minces, qu'on peut à peine en apercevoir des traces dans les urines.

J'ai déjà blâmé cette manière de cautériser, *la montre à la main*, et il me tardait de m'expliquer encore plus clairement à cet égard. Loin de vouloir dissimuler les dangers d'une pareille exagération, j'ai dû signaler franchement les accidens qui peuvent en résulter, parce que, s'ils se multipliaient, ils finiraient par compromettre une des ressources les plus puissantes de la thérapeutique.

Heureusement, il n'est point utile de cautériser avec cette énergie : il suffit donc d'être prévenu pour n'avoir rien de semblable à redouter.

Il y a vingt ans que j'ai commencé à cautériser la surface de la prostate, pour des écoulemens très-anciens qui avaient résisté à tous les traitemens; je n'ai pas tardé à faire l'application de ce puissant moyen aux pertes séminales involontaires, et j'ai, depuis lors, pratiqué cette opération presque tous les jours : cependant, je n'ai jamais observé aucun accident semblable à ceux que je viens de signaler, et j'en douterais encore si je n'avais vu plusieurs des malades auxquels ils sont arrivés.

Je suis loin de blâmer la circonspection d'un grand nombre de praticiens : je dis seulement que leurs craintes tiennent à de vieilles préventions dont l'expérience fera justice, vu qu'elles sont uniquement fondées sur des accidens rares dont il faut accuser l'opérateur et non la méthode, sur des faits qui ne se seraient jamais présentés, si l'on avait cautérisé la surface de la prostate comme celle de l'œil.

δ. Dans les premiers jours qui suivent la cautérisation, le malade doit prendre des bains, des lavemens, des boissons adoucissantes, suivre une diète lactée et végétale, afin de rendre les urines aussi aqueuses que possible ; il doit aussi s'abstenir de toute fatigue et se préserver soigneusement du froid.

Pendant deux ou trois jours, l'émission des urines est fréquente, douloureuse et accompagnée de quelques gouttes de sang ; mais ces symptômes se dissipent bientôt, à moins de quelque imprudence. J'ai vu la douleur persister pendant 10 jours et même plus ; mais les malades avaient commis des écarts de régime, ou s'étaient fatigués trop tôt ; ils avaient fait de longues courses à pied, ou de petits voyages en voiture ; ou bien encore ils s'étaient exposés long-temps au froid, à l'humidité, etc., peu de temps après l'opération.

Ces imprudences n'ont pas seulement l'inconvénient d'empêcher la prompte terminaison de l'inflammation, elles peuvent aussi compromettre ses résultats curatifs ; car ils dépendent surtout de la facilité avec laquelle s'opère la résolution qui doit modifier les tissus.

Tant que dure la période inflammatoire, les pertes séminales sont augmentées plutôt que diminuées. L'amélioration ne commence à devenir sensible, que du moment où la résolution s'opère : on n'en peut guère juger avant le 12e ou le 15e jour ; elle peut se faire attendre plus long-temps, s'il survient une récrudescence de l'inflammation, au moment où le malade se croyait dispensé de toute réserve. C'est surtout contre les désirs vénériens qu'il faut le prémunir, lorsque les érections se manifestent avec énergie.

L'exagération irréfléchie de certains praticiens produit

exactement les mêmes effets que les imprudences des malades, et les suites en sont encore beaucoup plus fâcheuses.

Ceux dont je parle reviennent à la cautérisation, dès que les symptômes inflammatoires sont dissipés, et recommencent cinq ou six fois de suite, et même plus souvent, attendant, pour s'arrêter, la disparition des pertes séminales. J'ai vu plusieurs malades qui avaient été cautérisés tous les huit jours et même à des époques encore plus rapprochées, pendant deux ou trois mois, sans avoir obtenu d'autres résultats qu'une irritation opiniâtre, des élancemens douloureux vers le col de la vessie, et une coarctation de cette partie du canal, ainsi que cela devait être.

Cette opiniâtreté n'est pas moins déplorable qu'une cautérisation trop profonde, car elle a les mêmes inconvéniens et peut éloigner indéfiniment la guérison.

En effet, les pertes séminales sont souvent augmentées immédiatement par la cautérisation. C'est donc uniquement pour ses résultats consécutifs qu'on pratique cette opération, et ces résultats dépendent d'une modification profonde apportée dans les tissus. Cette action curative ne peut se manifester qu'après la résolution complète de l'inflammation aiguë provoquée par le nitrate d'argent. Or, ce travail ne commence guère avant le huitième jour, et demande ordinairement autant de temps pour se terminer. J'ai même vu des malades chez lesquels il a duré un mois, parce que l'inflammation avait été exaspérée par des causes accidentelles. Chez eux, l'amélioration s'est manifestée fort tard, ses progrès ont été lents, et la guérison n'a eu lieu que six semaines ou deux mois après l'opération.

Dans aucun cas, on ne peut évidemment attendre d'effet curatif de la cautérisation avant 15 jours au plus tôt : il faut laisser passer un mois environ, pour en juger définitivement. Il est donc absurde de renouveler continuellement les phénomènes inflammatoires, avant qu'ils aient pu produire le moindre bien. Il est bien assez fâcheux qu'on ne puisse éviter les inconvéniens immédiats de la cautérisation, et que les malades les augmentent souvent par leur indocilité, sans que les praticiens commettent des fautes plus graves encore. Je ne puis blâmer trop énergiquement cette exagération, dont le raisonnement seul aurait dû préserver les praticiens les plus impatiens.

Quand la cautérisation doit guérir, on s'en aperçoit bientôt à la diminution rapide des pertes séminales et à la marche franche de la convalescence. Il suffit d'éloigner les causes qui pourraient provoquer une rechute, pour voir bientôt toutes les fonctions se rétablir. C'est alors que l'exercice doit augmenter avec le retour des forces, afin de consolider la guérison.

Dans ce cas, une seule opération suffit. Il ne faut pas y revenir, lors même que le malade le demanderait avec instance dans l'espoir d'accélérer son rétablissement. Les soins hygiéniques, les voyages, les eaux sulfureuses, etc., doivent suffire pour faire le reste. Il ne faut se permettre une nouvelle cautérisation, que dans le cas où les bons effets de la première auraient été détruits par des causes purement accidentelles et faciles à prévenir.

Lorsqu'une seconde cautérisation n'a pas sufli pour achever la guérison, il est probable qu'une troisième n'aurait pas plus de succès. On doit donc s'en abstenir, ou, du moins, il faut chercher d'abord à compléter le rétablissement par d'autres moyens.

Quand la cautérisation n'a produit qu'une amélioration momentanée, on doit encore y renoncer; car une seconde, une troisième n'auraient pas plus de chances de succès. Il faut alors rechercher avec plus de soin les causes *spéciales* qui peuvent entretenir la maladie.

J'ai fait voir qu'on découvre souvent, par de nouvelles investigations, des ascarides, des fissures à l'anus, des hémorrhoïdes, ou bien une affection dartreuse, syphilitique, etc., que rien n'avait fait soupçonner. Il est même souvent nécessaire de remonter jusqu'à l'enfance des malades, pour savoir s'il n'y a pas eu d'incontinence d'urine, etc.

Quand on ne rencontre aucune indication *spéciale* à remplir, on doit se guider sur les phénomènes prédominans que présentent les organes génitaux.

1. On pourrait croire, d'après tout ce qui précède, que la cautérisation de la portion prostatique de l'urètre est entourée de difficultés, de dangers, et fort incertaine dans ses résultats; mais je n'ai dû m'occuper ici que de ce qui peut en compromettre le succès, et l'on

doit concevoir combien il est facile de s'abstenir des exagérations que j'ai signalées, de corriger certains défauts de l'instrument, de charger convenablement la cuvette, de prévenir les causes qui peuvent entraver la résolution de l'inflammation , etc.

Quant à l'opération elle-même, c'est évidemment une des plus simples qu'on puisse avoir à pratiquer : seulement elle exige, comme toutes les autres, certaines précautions et quelque habitude. On serait effrayé de la saignée, si on la jugeait par les nombreux et volumineux traités qui ont été publiés pour en décrire tous les temps , pour prévenir tous les accidens qui peuvent en résulter, et l'élève le plus adroit est toujours fort embarrassé, malgré tout ce qu'il a vu, lorsqu'il pratique sa première saignée.

ς. On a pu juger des avantages de la cautérisation, d'après les nombreuses observations particulières que j'ai rapportées dans la première partie de cet ouvrage. J'ajouterai seulement, pour résumer mon opinion sur son efficacité, que les deux tiers des spermatorrhées seraient probablement au-dessus des ressources de l'art, sans le secours de ce puissant modificateur.

n. Comment la cautérisation fait-elle cesser les pertes séminales involontaires ? Je pourrais rappeler ici ce que j'ai dit à cet égard dans plusieurs endroits de cet ouvrage ; mais ce ne serait jamais qu'une opinion personnelle. J'aime mieux montrer directement de quelle manière agit le nitrate d'argent dans une foule d'autres circonstances, que je vais exposer, en partant, comme à l'ordinaire, des faits les plus évidens et les plus communs.

Cette espèce de digression me fournira d'ailleurs l'occasion de montrer, dans leur ensemble, des effets thérapeutiques d'une grande efficacité, et dont quelques-uns ne sont pas encore connus ou suffisamment appréciés.

§ XVI. *Action du nitrate d'argent.* — Il n'y a pas d'élève qui n'ait vu appliquer le nitrate d'argent sur des plaies sanieuses, fongueuses, saignantes, etc., dont la cicatrisation ne marche pas. Tous savent très-bien que la douleur causée par cette application s'appaise bientôt, et que les bourgeons charnus s'affaissent, prennent un meilleur aspect, une couleur plus vermeille ; que la suppuration devient plus liée, plus blanche, et annonce une disposition plus franche à la cicatrisation.

Ce n'est pas la destruction de la surface baveus ,

saignante, etc., qui amène cet affaissement, cette amélioration ; car on peut obtenir les mêmes résultats par l'application de divers médicamens toniques ou excitans, par l'emploi d'une charpie de coton ou de laine, de bandelettes agglutinatives, etc., ou même par une simple compression convenablement exercée sur les tissus malades. C'est en donnant du ton aux vaisseaux engorgés, aux aréoles du tissu cellulaire distendues par l'afflux prolongé des liquides, que tous ces moyens favorisent l'affaissement des bourgeons charnus, qu'ils en modifient la vitalité, qu'ils en amènent la résolution, la cicatrisation. Ce n'est donc pas en produisant des escarres, de la douleur, etc., que le nitrate d'argent est utile, puisque les préparations balsamiques, la compression, etc., ne produisent rien de semblable.

On voit déjà par là comment le copahu, les sondes et le nitrate d'argent peuvent agir d'une manière analogue sur la membrane muqueuse prostatique injectée, fongueuse, etc., avec une efficacité variable et des résultats plus ou moins prompts, plus ou moins sûrs, suivant l'énergie de chacun de ces moyens.

α. *Affections cutanées*. Le nitrate d'argent peut rendre les mêmes services dans les dartres les plus rebelles. J'ai guéri, par exemple, bien des éruptions graves de la face, en procédant de la manière suivante : Un cataplasme est appliqué, pendant quelques jours, pour humecter les parties irritées et faire tomber les croûtes; le lendemain le caustique est promené à la surface de la peau altérée. Les cataplasmes sont employés de nouveau, pour calmer l'inflammation des parties cautérisées. La cautérisation est renouvelée tous les trois ou quatre jours, jusqu'à ce que la peau affectée ait repris le même aspect que les parties voisines.

J'ai fait cesser ainsi, dans très-peu de temps, des éruptions très-opiniâtres, dont quelques-unes avaient un caractère rongeant ou scrofuleux, et d'autres une grande étendue ou un aspect repoussant.

Il est clair qu'on ne peut avoir la prétention de détruire, par cette modification profonde du tissu affecté, la cause première de la maladie : il faut bien la combattre aussi par des moyens généraux; mais, en attendant, on en préserve au moins la face, ou d'autres parties exposées à la vue. Le changement qu'on a produit dans la vitalité de la peau, est assez durable pour la garantir contre de nouvelles éruptions dans la même place. D'autres peuvent, sans doute, se manifester sur différentes parties du corps ; mais elles n'ont pas les mêmes inconvéniens qu'à la face, au cou, etc., et l'on peut les respecter pendant qu'on cherche à détruire la disposition générale qui les entretient.

C'est exactement ce qu'on fait, quand on cautérise la membrane muqueuse de l'urètre chez ceux qui sont exposés à des écoulemens répétés, à des pertes séminales graves et opiniâtres, par le déplacement d'éruptions cutanées plus ou moins rapprochées du canal.

Ces écoulemens ressemblent quelquefois aux blennorrhagies les plus violentes ; ils ne sont pas moins abondans, ni moins douloureux. Leur couleur est souvent jaunâtre, et leur âcreté telle que le prépuce et le gland en sont excoriés. Aussi se trompe-t-on ordinairement sur leur origine, quand il est possible de soupçonner une infection.

Cependant, ils reviennent si souvent et dans des circonstances tellement caractéristiques, qu'il faut bien renoncer à les attribuer au virus blennorrhagique. Il en est, par exemple, qui se manifestent tout à coup, après plusieurs mois de continence. D'ailleurs, les affections dartreuses qui existaient auparavant, disparaissent ou pâlissent presque toujours, quand ces écoulemens arrivent, ou quand ils s'exaspèrent.

J'ai vu plusieurs fois cette fâcheuse disposition cesser pour toujours, à la suite d'une seule cautérisation, après avoir résisté pendant 4 ou 5 ans aux traitemens les plus énergiques, et, en particulier, à l'action des eaux thermales hydrosulfureuses administrées sous toutes les formes. Je connais plusieurs de ces malades qui sont guéris, depuis 15 et 18 ans, de ces écoulemens opiniâtres et des pertes séminales qui les accompagnaient; et cependant leur peau n'a pas cessé d'être parcourue par des éruptions aussi graves qu'avant la cautérisation, d'autres membranes muqueuses ont été exposées à des déplacemens analogues à ceux qui avaient eu lieu sur celle de l'urètre. Tout cela prouve bien clairement que l'affection dartreuse n'avait pas diminué d'intensité, et que, par conséquent, la cautérisation a pu seule délivrer le canal de cette fâcheuse influence.

On agit donc ici comme pour la face. On guérit, en attendant mieux, la partie sur laquelle la maladie s'était fixée, parce que ce siége avait des inconvéniens ou des dangers particuliers.

On peut déjà juger des modifications que le nitrate d'argent apporte à la membrane muqueuse de l'urètre, par celles qu'on lui voit produire à la surface de la peau.

β. *Ophthalmie chronique.* Tous les praticiens savent aujourd'hui quels services rend le nitrate d'argent dans les inflammations chroniques de la conjonctive.

Avant la cautérisation, la membrane muqueuse est injectée, douloureuse, épaissie, fongueuse, quelquefois dépolie, granuleuse, etc.; les follicules palpébraux fournissent plus de matière sébacée; enfin, la sécrétion de la glande lacrymale est augmentée, et les produits en sont modifiés, puisque l'écoulement des larmes produit quelquefois l'excoriation des joues.

Immédiatement après l'application du nitrate d'argent, tous ces symptômes sont violemment exaspérés, les larmes surtout coulent en plus grande abondance, de même que les pollutions augmentent après la cautérisation de la surface prostatique. Mais, bientôt, la douleur diminue, la fluxion se ralentit; le lendemain, l'injection se dissipe, et, les jours suivans, la résolution continue, de manière à laisser la conjonctive beaucoup plus pâle qu'elle n'était auparavant, etc.

Qu'est-il donc arrivé? L'inflammation a passé de l'état chronique à l'état aigu, et tout le reste a été la conséquence de ce changement. Pendant les premiers instans tout s'est aggravé, parce que la maladie était plus intense; mais ensuite elle a subi les conséquences des inflammations aiguës. Elle a marché rapidement vers la résolution, parce qu'une nouvelle activité a été donnée aux vaisseaux distendus depuis trop long-temps, et aux tissus engoués par l'appel trop prolongé des fluides. C'est en faisant cesser cet état d'atonie, que le nitrate d'argent a favorisé la résolution.

Il est vrai que, par cette application, quelque rapide qu'elle soit, la superficie du tissu villeux est légèrement détruite. Mais ce n'est pas cette perte de substance imperceptible qui amène tous les changemens subséquens; car les parties voisines, qui n'ont pas été touchées par le caustique, participent à cette modification. On peut d'ailleurs l'obtenir, plus lentement il est vrai, par l'emploi de divers excitans ou toniques, et même par leur usage à l'intérieur. Si le nitrate d'argent est plus efficace que tous les autres moyens contre les ophthalmies chroniques, c'est qu'il détermine une inflammation aiguë au lieu d'une simple excitation; mais ce n'est pas en produisant une perte de substance qu'il devient curatif.

Tout ceci peut s'appliquer parfaitement à la cautérisation de l'urètre. On voit que la production des escarres n'est évidemment pour rien dans l'effet qu'on attend de l'opération; qu'il faut, par conséquent, la pratiquer avec la même rapidité que sur l'œil, ainsi que je l'ai recommandé. On conçoit aussi pourquoi ses effets immédiats sont toujours fâcheux ; pourquoi les pertes séminales augmentent immédiatement après ; enfin, pourquoi l'effet curatif dépend uniquement de la résolution consécutive, qu'il importe, en conséquence, de ne pas troubler dans sa marche.

Toutefois, l'inflammation de l'urètre ne se dissipe pas, à beaucoup près, aussi promptement que celle de la conjonctive, parce que c'est de l'urine qui passe sur la membrane muqueuse du canal, et que l'urine est le plus irritant des fluides sécrétés. C'est pourquoi il importe tant, dans les premiers jours, de délayer les sels urinaires dans la plus grande quantité d'eau possible, au moyen de bains, de lavemens et de boissons aqueuses très-abondantes.

γ. *Ulcérations de la cornée.* C'est surtout dans les ulcérations de la cornée, que le nitrate d'argent produit des effets subits et décisifs, qu'on ne peut attendre d'aucun autre moyen. Le lendemain de son application, l'excessive sensibilité de la surface malade a déjà beaucoup diminué, ainsi que l'abondante sécrétion des larmes ; la marche destructive de l'inflammation s'arrête bientôt, et la cicatrice ne tarde pas à s'opérer.

Ce qu'on observe ici d'une manière patente, peut donner une idée de ce qui se passe dans les ulcérations de l'urètre. Ces affections sont rares, peu connues, malgré les belles recherches anatomiques de Morgagni :

c'est pourquoi je dirai deux mots des signes auxquels on peut les reconnaître.

Le passage des urines provoque une douleur très-vive, comme pongitive, peu étendue et toujours fixée au même point. Le premier jet sort avec assez de force et un certain volume; mais il diminue à mesure que la douleur augmente, et que le malade se retient pour ne pas la rendre encore plus poignante. Quelquefois le resserrement spasmodique du canal, provoqué par la douleur, est assez violent pour arrêter complétement le jet de l'urine, et il ne peut reprendre son cours qu'après la disparition de la douleur. Le même phénomène se reproduisant chaque fois qu'une nouvelle quantité d'urine passe à la surface de l'ulcération, la vessie ne peut jamais se vider complétement.

Un petit filet de sang se mêle ordinairement aux dernières gouttes d'urine. Une sonde de moyen calibre, arrivée à l'ulcère, y détermine la même douleur que le passage de l'urine, et toujours dans le même point; elle pénètre assez facilement dans la vessie, mais non sans provoquer l'écoulement d'une certaine quantité de sang, et des contractions spasmodiques qui forcent bientôt à la retirer.

L'indication est la même que pour les ulcérations de la cornée; elle est aussi facile à remplir, puisque le cathétérisme indique le siége précis du mal. Les effets du nitrate sont aussi prompts, aussi décisifs que sur les ulcérations de la cornée.

δ. *Staphylôme.* Lorsque l'ulcération a détruit la face interne de la cornée, l'humeur aqueuse des chambres de l'œil s'échappe, et l'iris fait bientôt hernie à travers la perforation.

L'application du nitrate d'argent arrête cette procidence de l'iris ; des adhérences s'établissent entre cette membrane et le pourtour de l'ouverture ; le volume de la petite tumeur noire diminue, et la surface se couvre d'une cicatrice solide.

Ce n'est pas, comme on est tenté de le croire, en produisant des escarres que le nitrate d'argent amène, peu à peu, l'affaissement de la petite tumeur ; car, s'il n'eût agi que de cette manière, il aurait dû détruire toute l'épaisseur de l'iris, et dès-lors l'humeur vitrée contenue dans la petite hernie se serait nécessairement écoulée au dehors. Il est donc évident que la diminution rapide de cette poche tient à la rétraction puissante qui succède à l'inflammation aiguë, laquelle produit en même temps l'adhérence de l'iris au bord de l'ouverture ulcéreuse, et plus tard la formation d'une cicatrice à la surface restée en contact avec les larmes et les paupières.

Tous ces résultats dépendent donc de la transformation de l'inflammation chronique en inflammation aiguë, et la rapidité avec laquelle s'opère la rentrée de l'iris, malgré la pression de l'humeur vitrée, donne une idée bien claire de la rétraction qui s'opère dans les tissus, lorsque cette inflammation aiguë se termine d'une manière franche et complète.

ε. *Taies de la cornée.* La production des escarres ne joue même pas un rôle aussi important qu'on se l'imagine dans la destruction des taies de la cornée.

En voyant l'opacité diminuer peu à peu d'intensité et d'étendue sous l'influence de cautérisations répétées, on est tenté de n'attribuer ce changement qu'à la destruction successive des lames qui avaient perdu leur transparence; mais il y a certainement autre chose qu'une usure de la cornée, car l'instillation du laudanum liquide de Sydenham, l'insufflation de la tutie, du sucre pilé, etc., amènent absolument le même résultat dans les cas les plus simples; seulement ils se font attendre beaucoup plus long-temps que si l'on eût employé le nitrate d'argent. Or, le laudanum, le sucre, etc., produisent de la douleur, du larmoiement, de l'injection, mais non pas des escarres.

Si leur action répétée finit par dissiper les taies de la cornée, ce n'est donc pas seulement en détruisant les parties opaques situées devant celles qui étaient restées transparentes; c'est surtout en produisant une vive excitation momentanée, qui favorise l'absorption des matériaux déposés dans l'épaisseur de la cornée par une inflammation antérieure.

Ces réflexions peuvent s'appliquer parfaitement aux rétrécissemens organiques de l'urètre. En effet, ce sont aussi des indurations locales provoquées par des inflammations antérieures. Les matériaux déposés dans les mailles des tissus enflammés s'y sont organisés, condensés, de manière à leur donner plus de consistance qu'ils n'en avaient à l'état normal. Ce n'est pas seulement la production des escarres qui amène la disparition de ces indurations, car souvent elles sont situées au-dessous de la membrane muqueuse, et le nitrate d'argent n'agit jamais que sur la surface de cette membrane; cependant la résolution s'opère au-dessous.

Les sondes ne font pas non plus disparaître ces obstacles, en les distendant d'une manière purement mécanique; car, lorsque cet effet seul a été produit, le rétrécissement revient bientôt sur lui-même. Les sondes guérissent en favorisant l'absorption, la résolution, par l'influence bien connue de toute compression prolongée, et surtout par l'excitation qu'elles produisent dans les parties comprimées, et qui peut être portée jusqu'à l'inflammation, comme le prouve, dans certains cas, le gonflement, la suppuration même de ces rétrécissemens.

Quand ces indurations sont assez volumineuses, assez voisines de la peau, pour que le toucher puisse les reconnaître, on peut obtenir leur disparition en les incisant, comme je l'ai dit ailleurs; mais l'application répétée de petits vésicatoires peut produire plus lentement le même effet. Il n'est donc pas nécessaire que les matériaux indurés soient éliminés par la suppuration; il suffit que leur absorption soit provoquée par une excitation assez forte ou assez fréquemment renouvelée, et ce résultat a de l'analogie avec la résolution des inflammations chroniques par l'intervention d'une inflammation aiguë, ou des excitans, des toniques, de la compression, etc. Dans tous ces cas, les changemens obtenus dans les tissus morbides, sont dus à l'excitation qui ranime leur énergie, leur activité.

ζ. *Engorgement du canal nasal.* L'épiphora, la tumeur et la fistule lacrymale ont donné lieu à tant d'écrits, qu'on en pourrait former une bibliothèque ; cependant, de tous les moyens qui ont été employés, il n'y en a pas qui puissent être comparés au nitrate d'argent.

Le Dr Jansoul a proposé de le faire pénétrer jusque dans le sac lacrymal par les fosses nasales, à l'aide d'une sonde courbe, semblable à celle de Laforest, etc.; mais il est un procédé beaucoup plus simple et plus sûr, qu'on emploie depuis fort long-temps en Italie. Il consiste à introduire directement dans le sac lacrymal, un fragment de nitrate d'argent du volume d'une très-petite lentille.

On le fait pénétrer par le trajet fistuleux, quand il existe une fistule : dans le cas contraire, on fait une ponction au sac, comme pour introduire une sonde dans le canal nasal. Une petite lanière d'amadou, qu'on pousse sur le nitrate avec un stylet, empêche le caustique dissous de refluer par le chemin qu'il vient de parcourir à l'état sec. Une inflammation aiguë survient immédiatement; mais elle diminue déjà le lendemain, et cesse complétement trois ou quatre jours après. Alors les parties engorgées s'affaissent, reprennent leur couleur naturelle; la cicatrice s'opère, se déprime de plus en plus, et prend la couleur de la peau; les larmes suivent de nouveau leur cours, et toute trace de la maladie disparaît promptement, sans qu'on ait besoin de s'en occuper davantage.

Le plus souvent une seule cautérisation suffit, quand elle a été convenablement pratiquée, pour amener une guérison solide. Il est rarement nécessaire d'y revenir trois fois.

Ce procédé est certainement le plus simple et le plus sûr de tous ceux qui ont été mis en usage. Si quelque chose doit surprendre, c'est qu'il n'ait pas été promptement et généralement adopté, car il est aussi tout-à-fait rationnel.

Si l'on fait abstraction des cas, extrêmement rares, dans lesquels les voies lacrymales sont obstruées par une exostose ou un polype, il est évident que l'obstacle au passage des larmes dépend de l'inflammation chronique de la membrane muqueuse qui tapisse le sac lacrymal et surtout le canal nasal.

Malgré l'autorité de Scarpa, on ne saurait admettre que l'épaississement des larmes puisse les empêcher de traverser le canal nasal, puisque celui-ci, dans l'état normal, est trente fois plus large que les points lacrymaux par lesquels ont passé les larmes. L'abondance du mucus et de la matière sébacée prouve seulement que la conjonctive et les follicules palpébraux participent ordinairement à l'inflammation chronique qui affecte le reste des voies lacrymales; et l'on conçoit cette communauté d'affection, là où il y a continuité de tissu, identité de nature et de fonctions. Le nitrate d'argent amène donc la résolution de cette inflammation chronique, de la même manière qu'il produit celle de la conjonctive.

On ne peut douter d'ailleurs que le nitrate d'argent n'agisse sur tout le canal nasal; car il produit souvent une inflammation aiguë de la membrane muqueuse qui tapisse les cornets sous-jacens.

η. *Leucorrhée.* Il est peu de praticiens aujourd'hui, qui ne reconnaissent la supériorité de la cautérisation sur tous les autres moyens thérapeutiques, contre les inflammations chroniques du col de l'utérus et de la membrane muqueuse vaginale, contre les leucorrhées, etc.; et c'est, en général, au nitrate d'argent qu'ils donnent la préférence pour cautériser les tissus affectés.

Les leucorrhées, qui ont tant de rapports avec les pertes séminales, peuvent aussi dépendre de causes très-différentes, et la cautérisation réussit presque également bien dans ces différens cas.

1° Lorsqu'une affection dartreuse gagne l'intérieur du vagin, il en résulte une inflammation chronique, *sui generis*, accompagnée d'un vif prurit, et d'une sécrétion abondante de matière épaisse, âcre, d'un jaune plus ou moins prononcé : la membrane muqueuse n'est pas seulement rouge, injectée, elle est encore dépolie et granuleuse. Il est clair que l'affection dartreuse doit toujours être combattue par des moyens généraux : toutefois, ils suffisent rarement pour détruire tout-à-fait la disposition locale, et il importe de la faire disparaître le plus tôt possible ; car elle n'est pas seulement incommode, elle est encore très-fâcheuse par l'influence qu'elle exerce sur la constitution, et par les actes qu'elle provoque, le prurit qui en résulte poussant violemment à la masturbation ou aux excès vénériens : d'ailleurs l'âcreté de ces écoulemens peut être portée au point de les rendre contagieux.

Les effets produits par le nitrate d'argent ressemblent à ceux dont j'ai parlé à l'occasion des dartres de la face : la membrane muqueuse pâlit peu à peu, elle perd son aspect granuleux, et finit par reprendre sa surface lisse ordinaire en même temps que le prurit et l'écoulement disparaissent.

Ces phénomènes, dont on peut suivre à l'œil les moindres nuances, permettent d'apprécier très-exactement ceux qui se passent chez l'homme, quand une affection de même nature occupe l'urètre, et qu'on la combat également par la cautérisation.

2° Il est des leucorrhées qui tiennent à une inflammation chronique ordinaire, en général plus profondément située que les affections dartreuses du vagin. Le col de la matrice est rouge, fongueux, tuméfié, d'une sensibilité plus vive que dans l'état normal ; il est souvent excorié dans une étendue variable ; sa surface, abstergée avec du coton, est ordinairement saignante.

C'est principalement sur ce point qu'il faut porter le

nitrate d'argent, sans négliger cependant de cautériser les surfaces voisines en le retirant. Les bains, les cataplasmes, les bains de siége, les injections, les lavemens, etc., sont indiqués pendant les premiers jours pour diminuer les douleurs, qui pourtant ne sont pas aussi vives qu'on pourrait le croire.

L'inflammation se dissipe plus vite que celle de l'urètre, quoiqu'elle soit plus énergique et plus étendue, parce que le passage des urines ne vient pas l'exaspérer continuellement.

Après huit ou dix jours, on trouve le col de la matrice moins tuméfié, moins injecté, moins sensible; les fongosités ont disparu ou beaucoup diminué, les excoriations ont pâli et sont moins étendues, quelquefois même elles sont déjà cicatrisées. — Une seconde cautérisation achève souvent la guérison; dans certains cas, cependant, il faut insister davantage, quand une première n'a pas suffi. Quoi qu'il en soit, les flueurs blanches diminuent peu à peu, et disparaissent avec l'engorgement et l'excoriation de la membrane muqueuse affectée.

Rien ne ressemble davantage aux inflammations chroniques, aux irritations prolongées de la portion prostatique de l'urètre; les deux affections sont dues souvent aux mêmes causes, elles produisent des effets analogues et cèdent au même traitement; car les leucorrhées tiennent fréquemment à des abus, à des excès ou à des blennorrhagies, et leur influence sur toutes les fonctions est analogue à celle des pertes séminales. Il est donc important de tenir compte des phénomènes que le speculum permet d'observer en grand chez la femme, pour expliquer ceux dont on ne peut apprécier que les effets chez l'homme.

3° Il est aussi des leucorrhées qui tiennent à une constitution lymphatique, scrofuleuse, à un état d'atonie, sans complication d'inflammation chronique ou même d'irritation. Ces leucorrhées passives, scrofuleuses se montrent en général dès l'enfance; elles augmentent par les privations, par l'influence du froid et surtout de l'humidité. Le col de la matrice est, en général, plus volumineux qu'à l'état normal, et plus saillant dans le vagin. Ces circonstances ont fait croire trop souvent à l'existence d'un cancer, ou du moins à une disposition cancéreuse imminente. Il est cependant facile d'éviter cette erreur, puisque ces écoulemens scrofuleux sont sans odeur, et que le col de la matrice est souple, indolent, pâle et sans aucune inégalité.

L'absence de douleur et d'injection dans ces leucorrhées scrofuleuses indique bien clairement qu'elles ne dépendent pas d'une inflammation chronique ; du moins, tout annonce alors un relâchement local très-prononcé, qui se lie à l'atonie générale de l'économie. Cependant, la cautérisation est encore, dans ces conditions défavorables, la ressource la plus précieuse sur laquelle le praticien puisse compter.

Le nitrate d'argent ne dispense pas, sans doute, d'employer les moyens les plus puissans pour modifier la constitution ; mais il diminue, il arrête même souvent ces évacuations, qui entretenaient elles-mêmes la faiblesse générale, troublaient les digestions, etc. Cette amélioration favorise beaucoup l'effet des médicamens toniques, d'un régime fortifiant, et, par conséquent, la réparation générale de l'économie, comme je l'ai dit à l'occasion des pertes séminales qui ne disparaissent pas complétement après la cautérisation.

Indépendamment de ces différentes espèces de leucorrhées, il en est qui sont dues à une affection syphilitique, à la présence d'ascarides échappés du rectum, à l'action d'un pessaire, etc. Il est évident qu'alors on doit administrer un traitement antivénérien, détruire les ascarides contenus dans l'intestin, retirer le corps étranger, ou du moins le remplacer par une éponge douce. Mais souvent l'influence de ces différentes causes a été si prolongée, qu'il ne suffit pas de les avoir fait disparaître pour amener la cessation complète de ces écoulemens. Il faut donc modifier la disposition conservée par la membrane muqueuse à la suite d'une longue habitude, et le nitrate d'argent est encore le plus puissant moyen qu'on puisse alors mettre en usage.

J'ai fait absolument les mêmes remarques à l'occasion de blennorrhées ou des pertes séminales qui persistent après la guérison d'affections vénériennes invétérées, d'ascarides long-temps négligés, des rétrécissemens très-anciens, etc. J'ai fait remarquer, par exemple, que, dans ces derniers cas, la membrane muqueuse placée entre l'obstacle et la vessie, reste fongueuse, injectée, etc., surtout au niveau de la prostate; ce qui entretient des écoulemens intarissables et des pertes séminales accablantes.

Le séjour prolongé des sondes de gomme élastique

dans l'urètre agit exactement de la même manière que les pessaires laissés à demeure dans le vagin, et la sécrétion exagérée qui persiste, quand cette cause d'irritation a été retirée, dépend d'un état semblable de la membrane muqueuse, dont le modificateur le plus efficace est encore le nitrate d'argent.

La ressemblance de toutes ces affections, chez l'homme et chez la femme, l'identité des effets produits par la cautérisation, sont faciles à concevoir, puisqu'il s'agit de tissus semblables. On peut donc conclure, en toute sûreté, de ce qu'on voit distinctement dans le vagin avant et après la cautérisation, à ce qui doit se passer dans l'urètre, d'autant plus que les symptômes se ressemblent, ainsi que les résultats de la cautérisation.

6. *Catarrhe chronique de la vessie.* Depuis plus de 15 ans, j'emploie la cautérisation contre les inflammations chroniques de la vessie, et le succès a dépassé mon attente sous tous les rapports ; car je craignais, comme tous les praticiens, les premiers effets d'un pareil agent sur une membrane muqueuse constamment baignée par l'urine, et j'avais été souvent rebuté, comme eux, par l'opiniâtreté désespérante de ces maladies.

Cependant j'ai vu, depuis lors, la cautérisation guérir promptement et sans retour les 9/10 des catarrhes vésicaux, dont la plupart avaient résisté, pendant des années, à tous les efforts de l'art; et ceux qui n'ont pas guéri complétement, ont éprouvé du moins une amélioration notable.

Il est clair qu'on ne doit rien attendre de la cautérisation contre les cancers de la vessie, les suppurations des reins, ou les abcès de la prostate vidés dans la vessie; maladies qui sont souvent prises pour des inflammations chroniques de cet organe; mais, quand ces catarrhes chroniques sont exempts de toute complication, la gravité des symptômes et l'ancienneté de la maladie ne doivent pas diminuer la confiance du praticien.

J'ai vu des malades qui souffraient depuis quinze ou vingt ans, dont les urines contenaient un dépôt abondant de matière glaireuse et même purulente, guérir aussi promptement que les autres. Deux d'entre eux urinaient à chaque instant avec de violentes douleurs, et leurs urines, troubles et fétides, laissaient déposer une énorme quantité de matière glaireuse et purulente. Cependant, quatre jours après la cautérisation, elles étaient devenues parfaitement limpides, et les malades passèrent toute la nuit sans être réveillés une seule fois par le besoin de les rendre : cet état n'a pas varié depuis. J'ai vu le même résultat chez un malheureux qui, pour ne pas interrompre continuellement son travail, s'était vu contraint de passer sa verge par la couture de son pantalon, tant le besoin d'uriner était fréquent et impérieux. Le D.r Lebreton, praticien distingué de Paris, obtint un succès plus prompt encore sur un portier de son voisinage, qui était moribond quand il l'opéra : deux jours après, les urines n'offraient déjà plus ni trouble ni dépôt. Ces cas sont les plus rares à la vérité, mais ils montrent avec quelle énergie le nitrate d'argent peut modifier la membrane muqueuse la plus altérée par l'inflammation.

Il arrive assez souvent qu'une seule cautérisation suffit pour amener la guérison, quoique celle-ci se fasse attendre 15 ou 20 jours. — J'ai rarement été obligé de la répéter trois ou quatre fois.

Pour que la cautérisation produise tout l'effet qu'on en attend, il faut préalablement vider la vessie aussi exactement que possible. Il y reste toujours assez d'urine pour dissoudre le nitrate d'argent, et le répandre sur toute la surface muqueuse.

On se sert du même instrument que pour les cas de pertes séminales, en employant la cuvette convexe : elle applique plus exactement le nitrate d'argent sur la concavité de la vessie. Cependant, quand on est obligé de pratiquer une seconde cautérisation, il vaut mieux, cette fois, employer la cuvette concave, afin d'atteindre immédiatement la partie de la vessie qui répond à la face postérieure des pubis (1).

---

(1) J'avais fait fabriquer, dans le principe, un instrument qui permettait de faire tourner sur elle-même la cuvette chargée de nitrate d'argent, après l'avoir fait sortir du tube, afin de pouvoir promener le caustique sur toute la surface de la vessie ; mais j'ai bientôt renoncé à toutes ces machines compliquées : elles sont trop promptement altérées, on ne

Il suffit de promener une seule fois le nitrate d'argent à droite et à gauche, pour obtenir un effet convenable, et il vaut mieux être obligé d'y revenir, que d'avoir besoin de combattre une inflammation trop intense. Je n'ai pas besoin de dire qu'on doit faire rentrer exactement la cuvette dans le tube, avant de retirer l'instrument.

J'ai fait remarquer souvent combien sont fréquentes les affections chroniques de la vessie dans les cas de blennorrhée, de pertes séminales, etc. Quand on cautérise pour un de ces cas compliqués, il faut commencer par la vessie, comme à l'ordinaire, passer ensuite rapidement sur le col, sur la portion inférieure de la prostate, et fermer l'instrument dès qu'il arrive à la portion membraneuse de l'urètre.

Après la cautérisation, il suffit de prescrire des bains prolongés, des lavemens et des boissons abondantes; car l'inflammation s'appaisse avec une grande rapidité, et je n'ai pas rencontré un cas sur trente, où j'aie dû

---

sait pas au juste ce qu'on fait, et l'on ne peut pas toujours faire rentrer complétement la cuvette avant de retirer l'instrument, ce qui expose à cautériser et quelquefois à déchirer la membrane muqueuse de l'urètre. J'engage donc les praticiens à se défier de tous les moyens mécaniques qui ont pour but de faire tourner sur elle-même la cuvette du porte-caustique : les instrumens les plus simples sont les plus sûrs; ceux dont j'ai parlé, suffisent d'ailleurs à toutes les indications qui se présentent.

avoir recours à des émissions sanguines. Quant à des accidens inquiétans, je n'en ai pas vu un seul exemple sur le grand nombre de malades que j'ai opérés. J'en fais la remarque formelle, à cause des appréhensions qui m'ont été témoignées de toutes parts ; appréhensions que je conçois du reste parfaitement, puisque je les ai partagées pendant long-temps.

Il est beaucoup d'opinions formées *à priori*, qui reposent uniquement sur des raisonnemens plus ou moins plausibles, sur des analogies plus ou moins erronées; mais, quand elles sont généralement admises, il est très-difficile de les ébranler. Les observations directes les plus nombreuses et les plus péremptoires ne suffisent pas ; on doit encore rapprocher tous les faits de même nature, et montrer qu'ils dépendent d'une loi générale, et surtout compter sur le temps pour user les préventions les plus enracinées.

J'espère donc qu'après avoir appliqué sans crainte le nitrate d'argent à la surface de l'œil, au col de la matrice, etc., tous les praticiens finiront par l'introduire dans la vessie avec la même confiance. Ici, le danger n'est pas plus grand et l'indication est bien plus péremptoire ; car c'est le seul moyen sur lequel on puisse compter pour obtenir une guérison prompte et durable des catarrhes chroniques de la vessie : je dis durable, parce que je ne me rappelle pas un seul exemple de récidive après la cautérisation, et l'on sait combien les rechutes sont fréquentes et faciles à la suite des autres traitemens. Cette différence, au reste, s'explique parfaitement par la profonde modification que le nitrate d'argent fait éprouver à toutes les membranes muqueuses affectées d'inflammation chronique.

Lorsque la cautérisation ne suffit pas pour produire seule une guérison complète, elle amène un tel changement dans l'état de la membrane muqueuse vésicale, que l'amélioration obtenue permet ensuite d'employer avec succès des moyens qui avaient été tentés jusque-là sans aucun résultat, ou qui n'avaient même pu être supportés : je veux parler des eaux thermales hydrosulfureuses, de l'eau de goudron, de la térébenthine et surtout du copahu.

J'ai fait la même remarque, par rapport aux effets de la cautérisation dans les blennorrhées, les pertes séminales, la leucorrhée, etc., et cela ne doit pas surprendre, puisqu'il s'agit de tissus semblables affectés de la même manière.

ι. *Diarrhée chronique.* Les faits que je viens de rapporter m'ont engagé à tenter l'emploi du nitrate d'argent dans des cas de diarrhées chroniques, rebelles à tous les moyens, et mon espoir n'a pas été trompé.

Je fais ordinairement dissoudre 40 ou 50 centigrammes (8 à 10 grains) de nitrate d'argent dans un litre d'eau distillée tiède, qu'on injecte en une seule fois. La douleur n'est jamais très-vive, même dans les premiers instans. Les selles diminuent le lendemain, et changent d'aspect; elles ne consistent guère qu'en un mucus abondant, blanchâtre et fort épais, quelquefois semblable à du blanc d'œuf plus ou moins condensé par la chaleur. Une seule injection suffit souvent pour amener une modification profonde de la membrane muqueuse et des ulcérations qui la tapissent. J'ai même employé ce moyen avec succès, contre les diarrhées qui accompagnent la phthisie pulmonaire ; mais j'ai quelquefois été obligé d'y revenir à deux ou trois reprises, et de porter la dose du nitrate d'argent jusqu'à un décigramme (20 grains).

Il est clair que ce traitement ne convient pas contre les diarrhées entretenues par une sécrétion trop abondante de bile, par un dérangement des premières voies, etc. Mais, quand il existe une inflammation chronique de la membrane muqueuse du gros intestin, le nitrate d'argent est le modificateur le plus efficace qu'on puisse employer. C'est surtout quand la membrane muqueuse est couverte d'ulcérations, que ses effets sont remarquables par leur promptitude, même lorsque les autres moyens ont échoué : dans les cas très-invétérés, le nitrate d'argent ne peut être remplacé par rien.

Il est facile de se rendre compte de ce qui se doit passer alors par ce que l'on voit à la surface de la peau, de la conjonctive, du vagin, etc. ; car la loi doit être la même pour des maladies semblables, affectant des tissus analogues.

J'ai appris du D.r Scoutetten, qu'il avait obtenu des résultats identiques dans les mêmes circonstances ; mais j'ignore s'il a publié ses observations.

x. *Relâchement de l'anus.* Ce n'est pas seulement dans les inflammations chroniques de la peau et des membranes muqueuses, que le nitrate d'argent agit avec tant d'efficacité. J'ai déjà fait voir qu'il réussit de même contre les leucorrhées scrofuleuses tout-à-fait atoniques. Voici des faits qui me paraissent encore plus remarquables sous plusieurs rapports.

Beaucoup d'enfans éprouvent un renversement du rectum, chaque fois qu'ils vont à la selle, et même quand ils font de grands efforts. Ordinairement cette incommodité diminue peu à peu, et finit par disparaître spontanément, plus tôt ou plus tard, suivant que le relâchement est plus ou moins prononcé. Cependant, il est des individus chez lesquels cette infirmité persiste, par l'influence d'un tempérament lymphatique fort prononcé ou d'une constitution très-faible.

Cette indisposition peut aussi se manifester pour la première fois chez l'adulte, à la suite de causes débilitantes, surtout après une diarrhée très-prolongée. Le relâchement des sphincters augmente quelquefois, au point que la toux, la marche ou le moindre effort suffisent pour faire sortir l'intestin. Cet état constitue alors une véritable infirmité. Les toniques, les astringens, etc., ne peuvent plus même en diminuer les inconvéniens, et ils deviennent quelquefois tellement fâcheux, que les patiens se soumettraient à tout pour s'en délivrer.

J'ai vu Dupuytren exciser, avec succès, des portions

de membrane muqueuse, particulièrement au voisinage des sphincters. Mais une seule opération suffit rarement quand on veut procéder avec prudence, et souvent il en résulte des hémorrhagies qu'il est difficile d'arrêter, surtout quand il existe en même temps des hémorrhoïdes, complication très-commune dans l'âge mûr. A la suite d'une de ces opérations, j'ai eu, pendant plusieurs jours, de si vives inquiétudes pour la vie du malade, que j'ai renoncé depuis lors à l'excision.

Le fer rouge est un moyen violent, qui effraie les plus intrépides, et dont on ne peut calculer ni borner exactement les effets.

Pour tous ces motifs, j'ai saisi la première occasion qui s'est présentée, il y a 8 ou 9 ans, d'appliquer le nitrate d'argent à la surface de la membrane muqueuse renversée, et j'ai surtout cautérisé celle qui tapisse les sphincters. Il en est résulté une rétraction rapide de tous les tissus soumis à l'inflammation, et le malade a été complétement délivré de son infirmité, après trois cautérisations pratiquées à huit jours d'intervalle. Depuis, j'ai vu beaucoup de cas semblables, presque tous plus graves, parmi lesquels cinq étaient compliqués d'hémorrhoïdes. Voici un des plus remarquables.

Une dame, d'environ 60 ans, d'un tempérament lymphatique, eut des hémorrhoïdes après la cessation de ses règles, et vit augmenter rapidement un relâchement de l'anus jusqu'alors peu incommode. Depuis plus de 10 ans, elle était à peu près confinée dans sa maison, parce que le rectum sortait dès qu'elle avait marché pendant quelques minutes, ou même quand elle était restée quelques instans debout. Elle perdait chaque fois du sang, en assez grande abondance pour que sa constitution dépérît rapidement : cet affaiblissement favorisait encore le relâchement des sphincters et le renversement du rectum. Consulté par correspondance, après qu'on eut épuisé les moyens ordinaires, je conseillai au médecin qui m'avait écrit, d'employer le nitrate d'argent, comme je viens de l'indiquer. Les premières applications furent assez douloureuses pour qu'on dût laisser reposer la malade pendant 15 jours chaque fois. Mais ensuite elles purent être faites à des époques plus rapprochées, et, trois mois après, tout avait disparu, au point que cette dame put faire en voiture un voyage de 200 lieues, sans être obligée de s'arrêter. Depuis trois ans, la guérison ne s'est pas un instant démentie.

Le relâchement des sphincters de l'anus peut donc devenir très-grave, et même compromettre l'existence, quand il est compliqué d'hémorrhoïdes considérables, et c'est précisément alors que l'excision est accompagnée des plus grands dangers. Le moyen qui peut en délivrer d'une manière si simple et si sûre, est donc une ressource précieuse. Toutefois, ce n'est pas seulement sous ce point de vue que ces faits présentent de l'intérêt.

Il est facile d'apprécier tous les degrés de relâchement qu'éprouvent, dans ces différens cas, les sphincters de l'anus et la portion inférieure du rectum : on peut suivre aussi de l'œil tous les phénomènes produits par le resserrement progressif des tissus, jusqu'à ce qu'ils soient revenus à l'état normal. Or il est évident que le nitrate d'argent n'agit pas, dans cette circonstance, comme les excisions répétées auxquelles on était réduit dans les cas graves, c'est-à-dire, en produisant des ablations profondes et des cicatrices épaisses.

Que se passe-t-il donc sous l'influence de ce caustique? L'inflammation de la membrane muqueuse produit, en même temps que l'appel des fluides, des contractions énergiques dans les fibres musculaires sous-jacentes; tous les vaisseaux, tous les tissus éprouvent un effet analogue : de là, un resserrement tonique, une augmentation matérielle de densité des surfaces cautérisées et des tissus sous-jacens. Ce sont ces phénomènes moléculaires d'astriction ou de condensation, si faciles à constater ici, qui font cesser le relâchement général de toutes ces parties et le renversement du rectum.

Ce qu'on observe en grand, dans cette circonstance, se retrouve d'une manière plus ou moins prononcée dans les cas les plus variés auxquels la cautérisation convient. C'est donc ce phénomène *constant* qu'il faut regarder, dans tous les cas, comme la cause essentielle des guérisons obtenues par le nitrate d'argent.

λ. Maintenant, si l'on fait l'application de tous ces faits aux pertes séminales involontaires, on comprendra très-facilement comment la cautérisation de la portion prostatique de l'urètre fait cesser les inflammations chroniques, les irritations prolongées qui ont leur siége en ce point, et dont l'influence s'étend aux organes spermatiques (1) ; comment elle resserre aussi les orifices relâchés des canaux éjaculateurs qui s'ouvrent à cette surface prostatique.

Dans la guérison des chutes du rectum, le resserrement progressif du vaste sphincter de l'anus permet surtout d'apprécier exactement ce qui doit se passer dans les petits sphincters des canaux éjaculateurs soumis à la même influence ; c'est exactement comme si le dernier phénomène était soumis au microscope, sous le plus énorme grossissement.

μ. J'ai suivi, sans doute, un circuit un peu long, pour faire toucher au doigt le mode d'action du nitrate d'argent dans le traitement de la spermatorrhée ; mais j'ai pensé que cette revue ne serait pas sans intérêt pour les praticiens, et qu'il importait de leur signaler les immenses ressources qu'ils peuvent tirer d'un moyen héroïque beaucoup trop négligé.

—

En résumé, le nitrate d'argent ne peut pas remplacer les traitemens dirigés contre les ascarides, les fissures

---

(1) *Voyez* tom. I, depuis la pag. 69 jusqu'à la pag. 92.

à l'anus, le phimosis, etc.; mais il peut être fort utile, après que ces causes spéciales ont été détruites ; il peut même guérir quelquefois, malgré la persistance d'une cause générale combattue sans succès par les moyens les plus puissans : ainsi la cautérisation a fait cesser très-souvent des écoulemens de l'urètre et des pertes séminales entretenues par une affection dartreuse, sans que cette cause ait cessé d'agir comme auparavant sur le reste de l'économie.

Quant aux autres spermatorrhées entretenues par un état d'irritation ou d'inflammation chronique, je ne connais pas de ressource plus puissante à leur opposer, et ces cas sont beaucoup plus nombreux que tous les autres ensemble.

Cette opération ne suffit certainement pas toujours pour amener un rétablissement complet ; mais elle produit au moins des améliorations plus ou moins notables, et prépare le succès de traitemens jusqu'alors infructueux ou même nuisibles.

§ XVII. *Déviation des orifices des canaux éjaculateurs.* — Je viens de dire que, dans la spermatorrhée, la cautérisation doit être rapide, superficielle et bornée à la surface de la prostate. Cependant, il est des cas dans lesquels les pertes séminales sont compliquées de la déviation des orifices excréteurs, et cette complication exige quelques changemens dans le mode opératoire. Alors, il ne s'agit plus seulement de modifier la vitalité de la membrane muqueuse, il faut ramener en avant le *veru montanum*, plus ou moins renversé en arrière.

Je dois entrer dans quelques détails au sujet de cette complication peu connue, afin de compléter ce que j'avais à dire sur l'emploi du nitrate d'argent, et ce que j'ai dit ailleurs (1) des causes qui, chez l'homme, peuvent s'opposer à la reproduction, en rendant la fécondation impossible.

α. J'ai rapporté (N° 62) l'observation d'un jeune homme de 21 ans, qui, ayant résolu de renoncer à la masturbation, s'était cependant laissé entraîner dans une rechute par de violentes érections. Au milieu de cette lutte entre sa volonté et ses habitudes, il comprima fortement le gland pour s'opposer à l'éjaculation; au même instant, il éprouva une espèce de *déchirement* dans l'intérieur du canal, suivi d'une douleur cuisante, qui se reproduisit très-souvent par la suite. Il en résulta un écoulement habituel, une inflammation chronique

---

(1) *Voyez* tom. III, pag. 1 et suiv.

de la portion prostatique de l'urètre et de la vessie, ainsi que des pollutions diurnes qui détruisirent sa santé. La cautérisation de la vessie et de l'urètre *jusqu'au niveau du bulbe*, mit fin à tous ces symptômes.

Dans ce cas, on ne peut douter qu'il ne se soit opéré quelque déchirure de la membrane muqueuse de l'urètre, mais la petite plaie n'était probablement pas cicatrisée quand la cautérisation fut pratiquée, puisque l'*écoulement* et les *douleurs* persistaient encore. Aussi, n'est-il pas question, chez ce tabescent, de déviation du sperme pendant l'éjaculation ; mais ce fait peut donner une idée de ce qui s'est passé dans quelques-uns des cas dont je vais parler.

Un autre de mes malades (tom. Ier, pag. 450), croyant éviter les funestes effets de la masturbation, serrait fortement la racine de la verge, au moment de l'émission ; mais il remarqua plus tard que le sperme sortait avec l'urine la première fois qu'il la rendait. De graves pollutions diurnes furent aussi la conséquence de ces manœuvres insensées.

Fournier et Bégin ont observé les mêmes résultats, à la suite des mêmes circonstances (1).

Un autre tabescent (pag. 451), pour éviter des pollutions provoquées par la lecture d'ouvrages licencieux, enfermait sa verge pendant la nuit entre deux morceaux de bois faits exprès ; ou bien, quand il se réveillait assez tôt, il comprimait fortement la base de l'urètre

---

(1) *Dict. des sc. médic.*, art. *Masturbation*, pag. 125.

pour empêcher l'émission ; mais, en examinant ses urines, il y constata bientôt la présence du sperme, chaque fois qu'il avait éprouvé les phénomènes ordinaires des pollutions nocturnes, et il resta convaincu qu'elles avaient lieu *en dedans*, sans que rien parût à l'extérieur, bien que les médecins, consultés à cet égard, lui eussent affirmé que ce mouvement rétrograde du sperme était *impossible*. Du reste, tous les détails rapportés par ce malade, prouvent qu'il avait parfaitement raison.

J'ai vu, depuis, le même effet produit, à la longue, par l'emploi d'une machine destinée à comprimer la base de la verge pendant le sommeil, également dans le but de prévenir des pollutions nocturnes très-fréquentes. La santé dépérit de même, quoique le malade n'aperçût plus rien sur son linge à son réveil, et qu'il ne fît plus usage de son appareil. La présence d'une grande quantité de zoospermes dans ses urines m'a facilement prouvé qu'il ne se trompait pas, quand il affirmait que ses *pollutions nocturnes* avaient lieu *dans la vessie*. Une cautérisation pratiquée *surtout au devant de la prostate*, diminua les pollutions nocturnes, et rendit aux émissions leur direction normale.

J'ai observé les mêmes symptômes, à la suite de circonstances à peu près semblables, chez un jeune homme, autrefois très-robuste et doué d'une grande puissance virile. Dans des relations intimes qu'il eut avec une veuve, celle-ci comprimait fortement la base de la verge au moment de l'émission. Cette manœuvre, dont il est facile de comprendre le but, causa plusieurs fois à ce jeune homme de la douleur, et fut suivie d'une irritation qui se calma plus tard. Mais, depuis lors, le sperme ne fut plus expulsé au dehors. Il survint *des pollutions nocturnes internes*, comme dans les cas précédens, et une consomption dorsale très-grave; tous ces symptômes disparurent, à la suite d'une cautérisation pratiquée *surtout au devant de la prostate.*

Un négociant, pendant un voyage de quelques mois, contracta des liaisons avec une femme qui, placée aussi dans des circonstances embarrassantes, usa des mêmes manœuvres pour prévenir les suites de ce commerce. Les mêmes phénomènes en furent la suite; seulement ils ne furent pas accompagnés de consomption. Après un mois de continence, ce négociant, de retour chez lui, s'aperçut d'un changement complet dans ses rapports conjugaux. Il éprouvait les mêmes sensations voluptueuses qu'à l'ordinaire, mais rien n'annonçait l'expulsion extérieure de la liqueur séminale; et il s'assura plus tard qu'il ne s'était pas trompé, en pensant qu'elle se rendait dans la vessie. Après quelques jours de correspondance, je n'ai plus reçu de ses nouvelles.

Les D.rs Grimaud-de-Caux et Martin-Saint-Ange (1) ont signalé ces manœuvres dangereuses, comme habituelles parmi certaines filles publiques de *bon ton*, que Parent-Duchâtelet (2) range parmi les *femmes galantes*, les *femmes à parties*, etc. La maternité pouvant flétrir rapidement des charmes dont elles font marchandise,

---

(1) *Physiologie de l'espèce*, pag. 335 et suiv.

(2) *De la prostitution dans la ville de Paris*, pag. 173 et s.

elles emploient, pour l'éviter, le même moyen que d'autres pour sauver leur réputation.

Il paraît que MM. Grimaud-de-Caux et Martin-Saint-Ange ont eu l'occasion d'observer assez souvent cette cause d'infécondité ; mais ils ne rapportent aucun fait particulier et ne citent pas de nombres précis. Au reste, ces précautions étaient déjà bien connues du temps de Rabelais ; car le curé de Meudon en parle plusieurs fois à sa manière.

Voici comment la compression exercée sur le trajet de l'urètre, pendant l'éjaculation, force le sperme à renverser en arrière les orifices des conduits excréteurs. Dans l'état normal, le *veru montanum*, dont le volume est augmenté pendant l'érection, remplit la portion de l'urètre située derrière les orifices des canaux éjaculateurs, et empêche la liqueur qui vient de s'en échapper, de refluer vers la vessie pendant les contractions convulsives des muscles environnans ; mais, la pression exercée sur le canal étant plus puissante, le *veru montanum* est repoussé en arrière, et le sperme pénètre dans la vessie, si ce n'est en totalité, du moins en grande partie, ce qui dépend du point de l'urètre sur lequel s'exerce la compression. Si c'est derrière le gland, presque tout le sperme peut se loger dans le canal, et il en sort dès que la compression a cessé ; si c'est au devant de l'anus qu'elle s'exerce, la totalité du sperme est obligée de se diriger vers la vessie, puisqu'il n'existe aucun espace libre au devant des canaux éjaculateurs.

Quoi qu'il en soit, on vient de voir que l'effet peut persister indéfiniment, lorsque la cause a cessé d'agir, en sorte que le sperme n'est plus jamais lancé hors du canal : s'il en sort une partie c'est en bavant.

Il est évident que ce dérangement fonctionnel tient à la déviation des orifices des canaux éjaculateurs, devenue permanente à la suite de ces compressions répétées.

Cette disposition nouvelle et persistante peut être due à l'effet prolongé de l'habitude, ou bien à des cicatrices, à des adhérences, etc. La première hypothèse est la plus probable, dans le plus grand nombre des faits que je viens de citer; c'est même la seule admissible. Il n'en est pas de même de ceux dont il me reste à parler.

β. J'ai rapporté (N° 82) l'observation d'un tabescent, dont les pertes séminales doivent être rapportées à la masturbation, à des excès vénériens et à l'exercice du cheval. Après une équitation prolongée, le malade éprouva de la douleur dans le cordon spermatique gauche, et bientôt dans l'épididyme et le testicule, douleur suivie d'un gonflement considérable de toutes ces parties.

Quand cette inflammation fut dissipée, le malade revint à ses premières habitudes, et ne vit plus sortir par l'ouverture du canal que très-peu de sperme; il sentit cependant à l'intérieur du canal, une espèce de *bouillonnement* qui annonçait une évacuation plus abondante, dont une partie sortait après l'érection, à l'aide de pressions répétées. Le cathétérisme fit reconnaître un léger obstacle au devant du col de la vessie. Un peu avant d'y pénétrer, le bec de la sonde était soulevé par une espèce de bride, qui produisait en passant un petit soubresaut.

Une cautérisation ordinaire fit presque entièrement disparaître les pertes séminales. Une seconde, pratiquée *surtout* en avant des conduits éjaculateurs, compléta la guérison. Dans quelques pollutions nocturnes qui eurent lieu plus tard, l'émission du sperme se fit *très-librement et complétement ; rien ne séjourna plus dans le canal* (tom. I, pag. 581).

J'ai rappelé les principales circonstances de cette observation, parce qu'elles sont très-caractéristiques. Elles prouvent, en effet, de la manière la plus claire, que la petite bride placée entre le *veru montanum* et la vessie, a été produite par l'inflammation qui a causé l'orchite, et que la déviation survenue ensuite dans les orifices des canaux éjaculateurs, s'est trouvée corrigée par la dernière cautérisation, dont l'action a porté *principalement en avant de la prostate*, comme dans plusieurs des cas précédens. Ici, les causes des deux maladies ont été bien distinctes, ainsi que les effets des deux cautérisations.

Les mêmes phénomènes ont été observés chez un autre tabescent (N° 83), qui se trouvait en même temps à l'hôpital ; seulement ils se sont manifestés, à la suite d'un *écoulement* contracté dans un état complet d'ivresse. Du reste, l'émission du sperme était accompagnée des mêmes circonstances. Il s'y joignit aussi des pollutions diurnes. La sonde fut également *arrêtée un instant au devant du col de la vessie, par une petite bride qui lui fit éprouver, en passant, un soubresaut très-facile à apprécier.* La cautérisation porta *surtout au devant de la prostate*, et fut suivie des mêmes résultats. Cette observation est donc aussi concluante que la précédente : elle présente même une complication de plus, puisque la blennorrhée existait encore, depuis trois ans, quand le nitrate d'argent fut employé.

Dans les deux cas, la déviation des orifices des conduits excréteurs ne peut être attribuée aux compressions exercées sur le canal pour s'opposer au passage du sperme. Il est évident que ce changement de direction tenait à la petite bride placée entre le *veru montanum* et le col de la vessie, puisqu'elle a été constatée à chaque cathétérisme : il est d'ailleurs facile d'en concevoir la formation, à la suite de l'inflammation développée dans cette partie.

La variole s'accompagne quelquefois d'éruptions dans l'urètre et même jusque dans la vessie. Les boutons varioliques peuvent laisser de petites cicatrices à la surface de la prostate, et produire ainsi la déviation du *veru montanum*. J'en ai vu récemment un exemple chez un ouvrier qui, vers l'âge de 50 ans, eut une variole confluente. Depuis lors, ses rapports conjugaux n'ont jamais été accompagnés de la moindre émission extérieure de sperme : du reste, il se porte parfaitement. Comme il a près de 60 ans aujourd'hui, et qu'il est père d'une nombreuse famille, je lui ai conseillé de ne rien faire.

J'ai appris qu'un malade, traité dans les salles de médecine de l'hôpital Saint-Éloi, pour une variole confluente, avait éprouvé les mêmes changemens dans l'émission de la liqueur séminale.

La déviation du *veru montanum* se manifeste bien plus souvent, à la suite de blennorrhagies intenses ou prolongées, ordinairement accompagnées d'orchites.

Morgagni a démontré par des recherches anatomiques péremptoires, que les blennorrhagies s'accompagnent quelquefois de petites ulcérations qui se terminent par de légères cicatrices, par des brides saillantes, etc., surtout à la surface de la prostate, siége principal des inflammations blennorrhagiques. L'exactitude de ses observations a souvent été vérifiée depuis.

L'exemple le plus remarquable de déviation du *veru montanum* par une de ces brides, est celui que Lapeyronie a rapporté dans un Mémoire plein d'intérêt, *sur les obstacles qui s'opposent à l'éjaculation naturelle de la semence* (1).

Un homme de 30 ans, qui avait eu trois enfans de sa femme, contracta une *gonorrhée*, qui fut négligée ou mal traitée pendant deux ans. L'écoulement s'arrêta après une course à cheval, *qui causa un dépôt considérable sur le testicule droit.* Guéri par Lapeyronie, cet homme se rapprocha de sa femme; mais il n'en eut plus d'enfans. Enfin, il remarqua que, *dans l'éjaculation, la semence n'était pas dardée par l'ouverture du gland, comme ci-devant, qu'elle sortait de l'urètre en forme de bave*, etc. Du reste, les urines s'écoulaient facilement et à plein canal.

---

(1) *Mémoires de l'Acad. roy. de chir.*, tom. I.

Après avoir tenté bien des traitemens, cet homme mourut d'une maladie aiguë, et Lapeyronie fut assez heureux pour pouvoir compléter son observation par l'examen des parties.

Ayant fendu l'urètre par le haut, depuis le gland jusqu'à la vessie, il découvrit *une cicatrice sur l'éminence de la portion du veru montanum qui regarde la vessie*. Les brides de cette cicatrice avaient changé la direction des vaisseaux éjaculateurs, de manière que le sperme devait être dirigé, pendant l'éjaculation, vers le côté *droit* du col de la vessie.

« Pour m'en assurer, ajoute Lapeyronie, je fis des injections par les vaisseaux déférens dans les vésicules séminaires. L'injection, après avoir rempli ces deux réservoirs, suivit le contour des vaisseaux éjaculatoires, et rejaillit contre le côté *droit* du col de la vessie, route bien différente de celle que tient le jet de la liqueur qu'on injecte dans ces parties, lorsqu'elles sont dans leur état naturel; car alors, comme il a été dit, le jet de la liqueur est dirigé vers le bout de la verge. »

Cette observation est, comme on voit, le complément de celles qui précèdent. Rien n'y manque. Lapeyronie, toujours passionné pour la science, a su profiter habilement des circonstances pour éclaircir ses doutes. Non-seulement il a vu la petite cicatrice qui tirait le *veru montanum* du côté de la vessie; mais encore il a imité les effets de l'éjaculation par une injection de liquide dans les canaux déférens, et il a vu le jet se diriger *vers le côté droit du col de la vessie*, comme il l'avait prévu, d'après la position de cette petite bride. Enfin, il a fait représenter l'état des parties et les résultats de ses injections. Il n'y a donc pas de fait plus complet dans les annales de la médecine.

Je dois cependant faire remarquer un rapprochement auquel Lapeyronie n'a pas pensé, ou qu'il a jugé sans intérêt. C'est le testicule *droit* qui fut engorgé chez ce malade, et la cicatrice qui déviait le *veru montanum* était située en arrière et *à droite*. Ceci confirme parfaitement ce que j'ai dit, au commencement de cet ouvrage, du mode de transmission des inflammations de l'urètre aux testicules, et, en général, de l'influence des orifices des canaux excréteurs sur la glande à laquelle ils appartiennent, puisque la petite ulcération avait précisément eu son siége derrière l'ouverture du conduit éjaculateur correspondant au testicule affecté. Chez un des tabescens dont je viens de parler (N° 82), une équitation forcée avait également amené l'inflammation des testicules ; et, dans les réflexions qui suivent cette observation, j'ai fait observer que ce n'était pas au froissement des testicules contre la selle qu'il fallait attribuer cette inflammation, mais à l'extension de celle qui existait dans le canal, par la voie des canaux déférens. Ainsi, quand une théorie est vraie, elle est confirmée par tous les faits bien observés.

Sous le rapport pratique, ce rapprochement est encore important ; car, dans un cas semblable à celui de Lapeyronie, en sachant que l'un des testicules a été engorgé, on aurait presque la certitude que la cicatrice est surtout placée de ce côté ; de sorte que, pour contrebalancer plus sûrement la déviation qu'elle produit, il faudrait cautériser en avant du *veru montanum*, en inclinant le nitrate d'argent du même côté que le testicule autrefois enflammé.

Du reste, le cathétérisme, aidé de ces données préalables, pourrait facilement apprendre au praticien si ces prévisions sont fondées.

Lapeyronie a donc été trop loin, quand il a douté de la possibilité de *retourner ces ouvertures par quelque opération chirurgique*, et même de *connaître la singularité de ce dérangement par quelque autre voie que par l'ouverture du cadavre.*

L'observation de Lapeyronie donne maintenant l'explication la plus précise de faits analogues dont on n'a pu apprécier que les phénomènes extérieurs, et de quelques autres dans lesquels les altérations pathologiques ont été seules bien observées.

Le D.r Brousse m'a communiqué une observation d'infécondité, dans laquelle je trouve notées les circonstances suivantes. Un jeune homme, marié à 20 ans, devint père bientôt après. Une variole confluente le retint ensuite dans son lit pendant 4 mois, et fut suivie de *douleur dans le testicule gauche*, qui resta *très-sensible*, et devint *beaucoup plus petit et moins consistant que le droit.* Depuis plus de vingt ans, cet homme éprouve, pendant l'acte vénérien, ce qu'il appelle un *retard*, c'est-à-dire, que le sperme ne sort plus qu'en bavant et après que l'érection est dissipée. Il n'a plus eu un seul enfant de sa femme, ni de deux maîtresses avec lesquelles il a vécu maritalement, et qui avaient eu des enfans auparavant. Depuis quelque temps il s'est aperçu que, pendant l'érection, la verge se courbe à sa base et du côté *gauche*. Dans l'état de repos, elle paraît tout-à-fait régulière. Cependant, le D.r Brousse y a reconnu, vers la racine et *à gauche*, une induration ovulaire du volume d'un pois-chiche.

Il paraît, d'après toutes ces circonstances, que l'inflammation et la cicatrice ont eu leur siége à gauche et non en arrière des orifices excréteurs.

Je trouve dans mes notes sur un ouvrier chamoiseur : « Blennorrhagie mal traitée il y a 12 ans, au milieu de fatigues et de voyages. *Épididyme, testicule et canal déférent du côté droit, durs et plus volumineux que du côté opposé.* Pendant le coït, point d'émission séminale apparente ; après l'érection, écoulement du sperme en bavant. Cependant, il n'en a pas été tout-à-fait de même pendant la masturbation, employée plusieurs fois *comme expérience*. Pas d'enfans, depuis 10 ans de mariage. Cathétérisme avec une grosse sonde d'argent. Avant d'arriver au col de la vessie, légère saillie précédée d'une certaine dépression. »

Il paraît que, dans ce cas encore, il n'y avait pas renversement en arrière des orifices excréteurs, mais seulement déviation latérale ; en sorte que, pendant le coït, la liqueur séminale était lancée contre les parois du canal et non dans *la vessie*. Il est probable que la plus légère traction de la verge, pendant la masturbation, suffisait pour diriger ces orifices en avant. Il y avait donc peu de chose à faire pour obtenir que ce redressement fût permanent.

Morgagni rapporte le fait suivant, au sujet de l'induration d'une vésicule séminale et de son canal déférent, observée par lui sur un cadavre. « Un jeune homme, après avoir eu une fille de sa femme, la seule qu'il eût connue, éprouva, *non sans douleur*, un gonflement des vaisseaux spermatiques *gauches*, ainsi que de l'épididyme et du canal déférent *correspondans*, que l'on trouvait durs au toucher, tandis que le testicule avait conservé sa mollesse. Des topiques avaient bien affaibli la douleur quelques mois après; mais ils n'avaient pas beaucoup diminué le volume ni la dureté de l'altération. Tout était sain du côté droit, autant qu'on pouvait en juger extérieurement. Cependant, *il ne sortait point de liqueur dans le coït*, au grand étonnement du malade et des médecins (1). » Il n'est pas probable que ce changement dans l'émission du sperme ait été dû, comme le pense Morgagni, à l'altération de la vésicule séminale gauche; car elle n'aurait pas empêché celle du côté droit de fonctionner régulièrement : il faut donc ranger ce cas dans la même catégorie que les précédens.

Quant aux altérations que les ouvertures de corps ont fait découvrir à la surface de la prostate, comme ulcérations, cicatrices, brides, érosions du *veru montanum*, ou des orifices des conduits éjaculateurs, etc., on peut en trouver des exemples nombreux dans les auteurs, surtout à la suite des blennorrhagies. — Je citerai entre autres Benevoli (2), qui s'est occupé spécialement des

---

(1) Epist. XLVI, n° 5.

(2) *Propoz... intorno alla carancula*, etc.

lésions de la caroncule séminale ; Bartholin (1), qui dit avoir rencontré des ulcérations de la prostate, ou des callosités dépendant de leur guérison, chez tous les individus affectés de *gonorrhée* qu'il eut occasion de disséquer. Saverin (2) a fait des observations analogues à Naples. Wirsung (3) rencontra des traces d'ulcérations, des cicatrices manifestes à la surface de la prostate chez trois individus qui avaient eu la *gonorrhée*. Brunner rapporte un cas tout-à-fait semblable (4). Il en existe un autre de Genselius dans le même Recueil (5). Voyez aussi Warthon (6) et Litre (7).

Morgagni est celui qui a décrit ces altérations avec le plus de soin et qui en a le mieux apprécié les causes, les transformations et les effets. Indépendamment des observations que j'ai citées de lui, il en est beaucoup d'autres dont l'analyse exigerait trop de développemens pour trouver place ici (8).

J'ai cité toutes ces recherches d'anatomie pathologique

---

(1) *Histor. anatom. rarior.*, cent. I et II, obs. 36.

(2) Bonet, *Sepulc.*, lib. III, sect. XXXI, obs. V, § 1.

(3) *Idem, idem*, § 2.

(4) *Ephem. nat. cur.*, cent. I et II, obs. 71 et 97.

(5) Cent. VI, obs. 84.

(6) *Adenogr.*, c. 31, pag. 212.

(7) *Mém. de l'Acad. roy. des sc.*, ann. 1711, pag. 202.

(8) *Voyez* Epist. IV, N° 19; Epist. X, N° 13; Epist. XXIV, N° 18; Epist. XL, N° 29; Epist. XLII, N° 38; Epist. XLIV, N° 7.

dans le seul but de montrer que ces brides, ces cicatrices, etc., voisines de la caroncule séminale, sont beaucoup plus communes qu'on ne pense, car leur influence sur la déviation des orifices des conduits éjaculateurs était assez démontrée par les observations précédentes.

Je ne parlerai pas des changemens que l'opération de la taille amène aussi quelquefois dans l'émission de la liqueur séminale, parce que je n'y connais aucun remède.

7. A la suite du Mémoire de Lapeyronie, se trouve celui de Petit *sur le même sujet*. Un examen superficiel des observations consignées dans ce travail, peut bien faire croire, comme le titre l'indique, que ces faits sont semblables aux précédens; mais il est facile de se convaincre qu'ils en diffèrent beaucoup.

Le cas le plus important est celui d'un malade, qui, après une blennorrhagie, éprouva, dans l'émission du sperme, des changemens *analogues* à ceux dont j'ai si souvent parlé : la liqueur séminale ne sortait qu'avec les urines, la première fois qu'elles étaient rendues ; il y en avait même encore la seconde fois, etc. Mais cette émission des urines, toujours difficile, l'était encore bien plus, quand elles contenaient du sperme ; leur jet d'ailleurs était habituellement bifurqué, contourné, etc. ; en un mot, il existait un rétrécissement de l'urètre au devant de la prostate, et c'est en cela que ce fait diffère essentiellement de tous ceux qui précédent. Cet obstacle ne put être franchi par Petit. C'est pourquoi il prit le parti désespéré d'inciser le périnée dans l'étendue de deux pouces, *comme pour la taille*, sur une sonde cannelée, mais dépourvue de cul-de-sac. Arrivé au rétrécissement, il le traversa avec un trois-quarts cannelé qu'il fit pénétrer jusque dans la vessie, à travers la prostate et sans le secours d'aucun guide. La cannelure de ce trois-quarts lui servit à conduire un bistouri assez avant *pour couper entièrement la partie du canal qui était rétrécie*. Il introduisit alors une canule dans la vessie, et la remplaça plus tard par une sonde en S, sur laquelle se forma la cicatrice.

« Le malade, ajoute Petit, fut parfaitement guéri, en un mois, tant de l'opération que des *indispositions* pour lesquelles je l'avais faite. J'ai fait la même opération, à peu près dans les mêmes circonstances et avec le même succès. Tous ceux à qui j'ai fait la *boutonnière* à l'occasion de *la rétention d'urine*, ont recouvré la liberté du canal, lorsque l'obstacle s'est trouvé compris dans l'incision. »

J'ai rapporté textuellement la fin de cette observation, pour qu'on pût apprécier exactement le résultat qu'obtint Petit de cette grave opération. Au reste, tout ce qui suit jusqu'à la fin de ce Mémoire, se rapporte également aux rétrécissemens ordinaires de l'urètre, et aux opérations de *boutonnière* pratiquées par Petit pour les franchir et les détruire.

On a su, de tout temps, que ces rétrécissemens mettent obstacle à l'émission normale du sperme, dans la même proportion qu'au libre passage des urines ; mais ces cas diffèrent des déviations des orifices excréteurs du sperme, en ce que, dans ce dernier cas, la vessie se vide aussi complétement et avec la même facilité qu'à l'ordinaire.

Nous possédons aujourd'hui des moyens plus doux et plus sûrs de guérir ces rétrécissemens de l'urètre, et j'ai dit ailleurs à quels cas exceptionnels il faut réserver l'incision, non pour fendre le canal, mais pour entamer les indurations qu'on peut sentir à sa surface externe. Laissons donc de côté la *boutonnière*, dont les dangers ont pu être appréciés par l'observation même de Petit, et voyons ce qu'on peut tenter raisonnablement pour faire cesser la direction vicieuse des orifices des conduits éjaculateurs, cause d'infécondité regardée jusqu'à présent comme incurable.

δ. Dans les premières observations que j'ai rapportées, le dérangement des éjaculations a été suivi de pertes séminales involontaires, et quelquefois accompagné d'écoulemens invétérés. Ces maladies indiquaient impérieusement la cautérisation, et c'est pour elles que j'ai pratiqué cette opération. Mais j'ai voulu en profiter pour essayer en même temps de rappeler dans leur direction première les orifices des canaux éjaculateurs, et, pour cela, j'ai cautérisé *surtout au devant de la prostate;* c'est-à-dire que, après avoir parcouru rapidement sa surface, depuis le col de la vessie, j'ai laissé l'instrument beaucoup plus long-temps sur la portion membraneuse de l'urètre, et je ne l'ai fermé qu'au niveau du bulbe.

On a vu ce qui en est résulté : la blennorrhée a tari ; les pollutions diurnes se sont arrêtées peu à peu, et l'émission du sperme est redevenue normale, soit dans les pollutions nocturnes, soit autrement ; en sorte qu'il ne restait pas dans l'urètre plus de liqueur séminale qu'à l'ordinaire. Il est évident que ce dernier changement a été le résultat d'une rétraction plus forte dans les tissus situés au devant des orifices des canaux éjaculateurs, parce que ces tissus avaient subi une cautérisation plus énergique. C'est toujours, comme on voit, le phénomène dont j'ai parlé dans le paragraphe précédent, qui agit pour ramener en avant ces orifices renversés en arrière. Seulement l'action est plus puissante, c'est-à-dire, proportionnée à la durée de la cautérisation et par conséquent à l'épaisseur des escarres.

Le procédé opératoire doit être un peu différent, si la déviation des orifices éjaculateurs n'est accompagnée ni de pertes séminales, ni de blennorrhée chronique ; car alors on n'a pas à modifier la vitalité de la membrane muqueuse, mais à produire une légère perte de substance, *très-circonscrite*, au devant de ces orifices. Toutes ces conditions peuvent être facilement remplies de la manière suivante.

Au lieu de la cuvette ordinaire du porte-caustique, il faut que le mandrin soit plein ; à 3 centimètres (14 lignes environ) du bouton olivaire doit exister une excavation, de capacité à loger facilement une lentille ; on la remplit de nitrate d'argent, qu'on y fait fondre, comme de coutume, avec la lampe à esprit de vin ; ensuite, on vide la vessie, et, quand le porte-caustique est placé de manière à ce que le renflement olivaire se trouve à l'entrée du col, on retire le tube du porte-caustique ; le nitrate d'argent se trouve alors à découvert au devant des orifices excréteurs. On doit le laisser fondre en totalité, sans exercer aucun mouvement, pour que la petite quantité qui est contenue dans l'excavation lenticulaire, produise tout son effet sur le même point.

Il doit nécessairement en résulter une petite escarre, de l'étendue d'une large lentille, dont la chute laisse une plaie semblable à celle que produirait un grain de variole. La cicatrice qui lui succède, plus petite encore, doit cependant suffire pour ramener en avant les orifices excréteurs, puisqu'ils n'étaient renversés en arrière que par une légère bride, due à quelque petite ulcération, qui ne pouvait guère avoir plus d'étendue.

Tout doit faire présumer un succès complet ; car on n'a pas à lutter contre une grande force, surtout dans les cas où la déviation des orifices excréteurs est due à l'habitude de compressions pratiquées sur le canal pour empêcher l'émission normale du sperme.

On n'a pas à craindre qu'il en résulte une coarctation de l'urètre ; car la bride, quand il en existe, n'oppose pas le moindre obstacle au cours des urines, comme je l'ai fait remarquer dans tous les cas de cette nature. On n'a pas besoin de produire, au devant des orifices renversés, une cicatrice plus épaisse et plus étendue que celle qui existe derrière. On ne doit donc pas craindre davantage qu'il en résulte un obstacle au cours des urines.

Enfin, l'opérateur est parfaitement sûr de ne pas dépasser l'effet qu'il veut obtenir, puisque l'instrument ne contient pas plus de nitrate d'argent qu'il n'en faut pour avoir une escarre de l'étendue d'une large lentille. Cette légère opération ne peut donc avoir aucun inconvénient, ni dans le moment, ni pour l'avenir.

Des cautérisations *analogues* ayant réussi dans des cas très-compliqués, il serait difficile de comprendre pourquoi celle-ci, pratiquée avec plus de précision, échouerait contre des cas simples. Elle ressemble d'ailleurs exactement à celle qu'on pratique sur la *conjonctive*, pour remédier au *renversement des paupières ;* elle doit amener un semblable résultat.

Si cependant ce procédé n'avait pas eu tout le succès qu'on en peut attendre, on devrait cautériser, comme je l'ai fait dans les cas compliqués dont je viens de parler, la portion membraneuse de l'urètre, depuis la prostate jusqu'au bulbe; seulement la surface prostatique elle-même n'ayant pas alors besoin d'être cautérisée, la cuvette du porte-caustique ne devrait commencer qu'à 3 centimètres du renflement olivaire. La cautérisation, plus étendue en surface que par le premier procédé, devrait, par cette raison, être aussi moins prolongée.

Il est vrai que, dans les cas de déviation simple, la santé n'est pas altérée; mais on ne peut comparer la douleur insignifiante que produirait une si légère opération, à la perspective de la paternité pour celui qui est privé de ce bonheur.

Lorsque j'ai été consulté par cet ouvrier, âgé de 60 ans, qui avait de la famille, je l'ai engagé à renoncer à cette cautérisation, dont plusieurs élèves lui avaient parlé. Mais, il est peu de cas dans lesquels ces deux circonstances se trouvent réunies, et ces déviations sont plus communes qu'on ne pense, surtout à la suite des blennorrhagies. Ce qui fait paraître cette cause d'infécondité très-rare, c'est que tous les praticiens la croient sans remède, de sorte que ceux qui en sont atteints renoncent bientôt à s'en occuper, lorsqu'elle n'est pas compliquée, attendu que leur santé n'en est nullement altérée.

Quoi qu'il advienne du procédé que je viens d'indiquer pour remédier aux déviations *simples* des orifices excréteurs du sperme, j'avais besoin d'expliquer les changemens que cette complication doit apporter dans la cautérisation, lorsqu'elle est pratiquée, en même temps, pour des pertes séminales, ou pour des blennorrhées très-rebelles.

On vient de voir combien doivent différer les traitemens réclamés contre les pertes séminales, suivant les causes qui les entretiennent et bien des circonstances dont il faut nécessairement tenir compte. La thérapeutique de ces maladies est donc plus compliquée encore que leur étiologie et leur symptomatologie. Cependant, l'ordre et la clarté n'ont jamais plus d'importance que dans les questions pratiques.

Avant d'agir, la première condition est d'être bien pénétré de ce qu'il convient de faire. Il ne suffit pas de savoir qu'on doit combattre des pertes séminales, il faut encore avoir une idée nette de leurs conditions d'existence, afin de choisir le mode de traitement le plus convenable. Ensuite, il faut connaître exactement la manière d'agir de chacun de ces moyens, pour donner la préférence à celui qui paraît le plus propre à produire l'effet désiré.

Aussi, n'ai-je pas craint de revenir sur des symptômes dont j'avais parlé ailleurs, pour établir les *indications* avec autant de précision que possible, avant de passer à l'examen des agens thérapeutiques les plus propres à les remplir. J'ai, en quelque sorte, envisagé chaque cause de spermatorrhée comme une maladie particulière, ayant ses signes propres et son traitement spécial. Si cette idée ne peut pas être toujours appliquée facilement, elle est du moins toujours utile, en forçant à chercher, avant d'agir, un point de départ très-précis; elle est d'ailleurs rigoureusement exacte dans la plupart des cas, car il n'y a rien de plus distinct que les rétrécissemens de l'urètre, les ascarides du rectum, les fissures à l'anus, les dartres, etc.

Toutes les erreurs de pratique proviennent d'une appréciation inexacte des indications à remplir, ou de l'idée fausse qu'on se fait du mode d'action des moyens qu'on emploie. Le traitement de la spermatorrhée a presque toujours été faussé par ces deux causes réunies.

Depuis Arétée, tous les praticiens ont constamment attribué cette maladie à la *froideur*, à la *faiblesse*, au *relâchement* des organes spermatiques; aussi ont-ils toujours employé, avec la plus grande confiance, les aphrodisiaques, les toniques et les excitans généraux ou locaux les plus puissans. Quelques rares succès leur ont fermé les yeux sur les graves inconvéniens de ces divers moyens dans l'immense majorité des cas (1).

D'un autre côté, j'ai fait voir combien d'idées fausses ont été émises sur le mode d'action de ces mêmes agens, et je n'en ai signalé qu'un petit nombre, pour éviter de trop fréquentes discussions. Ainsi, par exemple, Tissot conseille le quinquina, non-seulement comme fortifiant, mais encore comme *calmant*. (Pag. 142.) Il se fait également une bien étrange idée de l'action des bains de rivière. « L'on doit remarquer, dit-il, que les bains froids ont un avantage particulier, c'est que leur action

---

(1) On peut avoir une idée de l'aveugle confiance accordée à ces agens, par le passage suivant du D.r Serrurier. « Un malade, auquel je donnais mes soins, fut réduit au marasme le plus complet, à la suite de pollutions nocturnes déterminées par des excès vénériens. J'administrai le traitement *le plus fortifiant*, *le plus tonique*; je le variai *sous toutes les formes*. Mais, le malade éprouva un *dégoût général*, et succomba après quatre mois de douleurs affreuses dans les lombes et les articulations. » (*Dict. des sc. méd.*; art. *Pollution*, pag. 128.)

dépend moins de la *réaction*, c'est-à-dire des forces de la nature, que celle des autres remèdes; ceux-ci n'agissent *presque* que sur le vivant, les bains froids donnent du ressort même aux fibres *mortes*. » (Pag. 144.) Il est facile de concevoir à quelles funestes applications on doit être conduit avec de pareilles théories.

Abstraction faite de la forme, il est encore aujourd'hui bien des praticiens qui n'ont pas des idées beaucoup plus justes au fond que celles de Tissot sur le mode d'action du froid, tant en santé qu'en maladie, et sur les différens effets qu'il produit suivant une foule de circonstances dont il est indispensable de tenir compte.

Entre ces deux sources d'erreur fécondes, provenant des indications et du mode d'action des agens, il est difficile d'exposer, d'une manière méthodique et sûre, tout ce qui concerne les nombreux traitemens qui peuvent être employés contre les pertes séminales, d'autant qu'il ne peut exister entre ces divers moyens aucune espèce d'unité; aussi ne puis-je me dissimuler que la thérapeutique est ce qui laisse le plus à désirer.

—

CONVALESCENCE.

§ XVIII. — Tout ce que j'ai dit du régime le plus convenable au traitement de la consomption dorsale, est parfaitement applicable à la convalescence de la plupart des tabescens.

Dans les cas récens et simples, le rétablissement est facile et rapide; toutes les fonctions reprennent successivement leur caractère normal, sans que le praticien ait aucune indication nouvelle à remplir. Mais, à la suite des cas très-graves, le passage de la maladie à la santé n'est jamais brusque : une constitution profondément détériorée ne se répare qu'avec beaucoup de temps et de soins. D'ailleurs l'habitude, qui a tant d'empire sur tous les organes, tend sans cesse à ramener des pertes séminales qui duraient depuis long-temps.

Alors, c'est avec beaucoup de lenteur et de prudence qu'il faut permettre le retour au régime ordinaire. Il est même, dans certains cas, des précautions hygiéniques, qui doivent être continuées long-temps après le rétablissement complet de la santé.

α. A mesure que les organes digestifs reprennent de l'énergie, ils appètent des alimens plus nourrissans, et ne peuvent plus supporter le régime sévère qui leur avait d'abord très-bien convenu. D'un autre côté, les malades sont aussi poussés par le désir de réparer promptement leurs forces ; mais il vaut mieux alors augmenter le nombre des repas et la quantité des alimens, que d'en donner de trop substantiels. On doit passer des végétaux aux poissons et aux viandes blanches, avant de permettre les viandes fortes, et surtout celles qui sont lourdes, comme celle du porc, ou qui sont en même temps excitantes, comme les salaisons, les gibiers à chair noire, etc.

Il faut toujours se rappeler que les alimens exigent d'autant plus de travail de la part des organes digestifs, qu'ils contiennent, toutes choses égales d'ailleurs, plus de matériaux réparateurs (1), et que la moindre indigestion favorise puissamment le retour des pertes séminales involontaires. Il ne faut pas non plus perdre de vue, que la sécrétion de la liqueur séminale est proportionnée à l'abondance des matériaux de nutrition fournis par les organes digestifs.

Pour toutes ces raisons, il faut donc tromper l'esto-

---

(1) Lallemand. *Obs. pathologiques propres à éclairer plusieurs points de physiologie* ; pag. 115.

mac, en lui fournissant en abondance des alimens légers, aqueux, qui le remplissent sans le fatiguer, et ne produisent guère plus de substance nutritive qu'il n'en faut pour la réparation de l'économie. D'ailleurs, avec ce régime, les urines sont habituellement copieuses et douces, les selles molles et faciles; conditions importantes dans un moment où l'irritation des voies urinaires et la constipation auraient les plus graves conséquences.

Bien entendu qu'il n'est pas question ici des convalescens qui ont eu des ascarides, et auxquels le régime tonique convient, au contraire, le plus tôt possible. Ce n'est aussi qu'à ceux-là qu'on doit conseiller les liqueurs fermentées, et qu'on peut permettre le café, le thé, etc.

Quant aux autres, les meilleurs toniques dont ils puissent faire usage, sont les moyens les plus propres à prévenir le retour des pertes séminales, c'est-à-dire, ceux qui tendent à maintenir l'économie dans le plus grand état de calme possible. Aussi, les climats humides et pluvieux conviennent-ils mieux à la plupart de ces convalescens, qu'un ciel très-pur et fort sec. S'il est quelques exceptions à cet égard, c'est seulement pour les cas, extrêmement rares, où les pertes séminales étaient dues à un état d'atonie, chez des individus lymphatiques, etc.

β. C'est lorsque les forces sont rétablies, et qu'on n'a plus à redouter les effets du froid sur les organes internes, que les bains de rivière conviennent, pour peu que la saison soit favorable, parce qu'alors la réaction s'établit facilement, et que les dépenses faites par l'économie pour lutter contre l'action du froid, tendent à diminuer la sécrétion du sperme.

Les premiers bains ne doivent consister qu'en une simple immersion. Si la température atmosphérique est basse, il faut laisser un jour ou deux d'intervalle, et n'augmenter la durée de l'immersion, qu'en raison des effets observés.

γ. L'exercice doit être proportionné au retour des forces, non-seulement pour favoriser leur développement, mais encore pour que le produit des digestions soit employé, autant que possible, à la réparation de tous les tissus. C'est le meilleur moyen d'empêcher que ces matériaux ne tournent au profit des organes spermatiques, dont ils favoriseraient l'activité exagérée.

Le besoin urgent de réparer chaque jour de grandes dépenses, causées par une gymnastique variée et progressive, diminue d'autant la sécrétion du sperme; car l'économie ne s'occupe de la reproduction de l'espèce, qu'après avoir pourvu à la conservation de l'individu, ainsi que je l'ai fait voir en étudiant l'influence de la nutrition sur la génération (1).

---

(1) *Voyez* surtout tom. II, de la pag. 424 à la pag. 431.

C'est alors que les voyages conviennent sous tous les rapports. On les a bien souvent conseillés à ces malades, pour les distraire de leur hypochondrie. Mais, quelles distractions pouvaient-ils en tirer, quand ils portaient partout avec eux l'ennui et le désespoir? Il n'en est plus de même, dès qu'ils sont délivrés de leurs pertes séminales.

Toutefois, pour que ces voyages produisent les bons effets qu'on a droit d'en attendre, ils doivent être exécutés à pied. La voiture exciterait beaucoup trop les organes génitaux, et favoriserait la constipation. Le cheval aurait encore plus d'inconvéniens.

J'ai fait remarquer souvent, au contraire, combien la marche est favorable à ces malades. A plus forte raison leur convient-elle, dès qu'ils ont repris des forces; car ils peuvent alors faire impunément les courses les plus fatigantes, et la nouvelle existence dont ils jouissent leur fait trouver un charme, jusqu'alors inconnu, dans la contemplation des plus simples phénomènes qui frappent leurs regards. Tout devient pour eux un sujet de joie et d'émotion : c'est dans ces premiers instans de convalescence qu'ils sentent plus vivement le bonheur de la santé, et qu'ils ont le plus besoin de dépenser les trésors de vie et de sensibilité dont ils sont inondés, après avoir eu si long-temps le cœur serré par les idées les plus sombres, par les prévisions les plus sinistres.

Sous l'influence nouvelle qui les entraîne, toutes leurs sensations sont agréables, vives, profondes; c'est alors qu'ils peuvent faire la plus ample provision de souvenirs délicieux. Le crêpe lugubre qui voilait leurs yeux est tombé ; ils voient maintenant tous les objets à travers le prisme le plus brillant. Les fatigues, les privations, les accidens mêmes, se trouvent transformés en plaisirs, par le sentiment du bien-être intérieur dont ils avaient été privés si long-temps. Jamais leur imagination ne sera dans des conditions aussi favorables, pour leur faire supporter des courses longues et pénibles, pour meubler leur mémoire d'observations profondes, d'idées fortes et généreuses.

C'est surtout aux hommes de cabinet, aux artistes, aux savans, que de pareils voyages sont alors utiles, je dirais même indispensables. S'ils ne prennent pas ce parti, la passion du travail intellectuel l'emportera bientôt sur toute autre considération. Or, la fatigue du cerveau est le plus grand obstacle à la guérison des pertes séminales, puisqu'elle suffit seule pour les produire.

Les déplacemens ont encore, dans ces convalescences, une autre utilité, c'est de prévenir l'obsession des idées lascives, et surtout l'emploi prématuré des organes génitaux. Les imprudences de cette nature sont celles qui peuvent le plus facilement produire une rechute. Une distraction aussi fatigante est le plus sûr moyen d'empêcher l'empire si puissant d'une virilité renaissante et bientôt despotique ; car cette nouvelle énergie des organes génitaux produit sur toute l'économie les mêmes effets que la puberté.

Il n'y a qu'une fatigue de tous les jours, de tous les instans, et la succession d'une foule d'objets nouveaux, qui puissent combattre avantageusement l'influence des préoccupations érotiques, et une absence peut seule prévenir sûrement les suites inévitables des liens conjugaux, des relations anciennes ou faciles à établir. Si cette exubérance de vie n'est pas dépensée de cette manière, elle amènera des imprudences ou le retour des pollutions.

Mais, pour que les voyages produisent tous ces bons effets, il faut, je le répète, qu'ils soient faits à pied, sauf peut-être les trajets les plus ennuyeux. — Heureusement, le procédé le plus avantageux est en même temps celui qui est le plus à la disposition de tous.

δ. Toutefois, les exercices gymnastiques les plus violens, les journées de marche les plus fatigantes ne sauraient dépenser tous les matériaux fournis par la digestion.

J'ai fait voir que, chez l'homme, la sécrétion du sperme n'est complétement suspendue qu'à la suite des maladies graves et prolongées. Il faut donc s'attendre à voir les pollutions revenir, quoi qu'on fasse, tant que durera la continence *absolue*. Elles peuvent devenir assez rares, pour n'avoir plus aucune influence sur la santé; mais elles sont susceptibles d'augmenter par le fait seul de l'habitude, ou par l'influence de circonstances accidentelles qu'il n'est pas toujours possible d'éviter. Pour que les pertes séminales involontaires cessent complétement, il est donc indispensable qu'elles soient tôt ou tard remplacées par des émissions volontaires et normales.

D'un autre côté, l'exercice *régulier* des organes peut seul leur rendre toute l'énergie dont ils sont susceptibles, et ceux de la génération sont loin de faire exception à cette loi générale. Pour compléter la guérison, il faut donc que des rapports sexuels finissent par s'établir.

Mais, quand doit-on les permettre, les conseiller? Quand la continence est devenue assez pénible pour amener une véritable fatigue des organes de la génération, et qu'on ne remarque plus de progrès dans le développement de leur énergie. Il est à craindre alors qu'ils ne perdent de leur puissance, et qu'ils ne tombent dans l'affaissement par une inaction trop prolongée. Du reste, il faut tenir compte d'une foule de circonstances imprévues, dont le praticien seul peut apprécier l'importance.

Dans l'état de mariage, la question d'opportunité se présente seule; mais elle se complique, dans le cas contraire, d'une autre bien plus délicate.

ε. La première pensée des parens est de chercher un établissement convenable pour leur fils, dès qu'ils voient sa santé se rétablir, afin de le mettre à l'abri des causes qui ont amené la spermatorrhée. Lui-même pense, avec raison, que ce serait le moyen le plus moral d'en finir pour toujours avec les pollutions qui reparaissent encore de temps en temps. Mais sa position ne serait-elle pas bien plus affreuse, s'il se trouvait impuissant, s'il éprouvait une rechute par trop d'entraînement, faute d'expérience, etc.? J'ai rapporté beaucoup d'exemples de cette nature, et l'on a pu juger des tortures de ces malheureux.

Cependant, leur situation n'est pas celle qui doit préoccuper le plus; si elle est affreuse, ils n'en peuvent accuser qu'eux-mêmes; mais la jeune fille qui est sacrifiée à ce calcul égoïste, qu'avait-elle fait pour être condamnée à l'existence qui l'attend? Qui avait le droit de la regarder comme un moyen thérapeutique, et de jouer aussi légèrement son avenir, son repos et le bonheur du reste de sa vie? L'immoralité la plus criante, c'est de s'exposer à faire une victime pour toujours, sans peut-être pouvoir réparer ses torts.

Jusqu'à ce qu'on ait contracté des liens indissolubles, l'impuissance la plus complète ne compromet du moins l'avenir de personne.

Si les organes ne sont plus que faibles, impressionnables, ils peuvent acquérir de l'énergie par l'exercice modéré de leurs fonctions normales : mais il faut pour cela que les rapports sexuels soient très-rares, et provoqués seulement par un besoin réel ; il faut qu'ils puissent cesser complétement pendant aussi long-temps que la prudence l'exige, suivant les cas; il faut enfin qu'ils ne soient pas provoqués par des relations excitantes continuelles. Ce n'est pas seulement la répétition trop fréquente de l'acte qui est dangereuse dans ces circonstances délicates, c'est encore toute préoccupation érotique trop vive, trop répétée, quelle qu'en soit d'ailleurs la cause.

Il est évident qu'une union récente offrirait des conditions tout-à-fait opposées pour celui dont la convalescence n'aurait pas été consolidée avec les ménagemens indispensables : il faudrait donc s'attendre alors à une rechute inévitable et peut-être irréparable.

C'est précisément parce que le mariage est le lien le plus sacré pour les individus, le plus important pour la société, c'est parce qu'une loi de fer le rend encore indissoluble, qu'il est rationnel et moral de ne point le contracter sans avoir la *certitude* d'y être propre.

—

PROPHYLAXIE.

§ XIX. — Il serait évidemment plus utile encore de prévenir la spermatorrhée que de la guérir, non-seulement pour les individus, mais surtout pour le pays. L'action cachée de cette maladie mine le corps social comme la constitution des tabescens; car elle sévit principalement sur l'homme dans toute sa force, à l'époque la plus importante de sa vie; elle empêche, elle détruit ou relâche le lien conjugal; elle attaque par conséquent la famille, base essentielle de toute société. La prophylaxie des pertes séminales présente donc un intérêt plus général qu'on ne serait tenté de le croire au premier abord.

a. Parmi les causes de spermatorrhée, il en est de faciles à éviter, ou du moins dont on peut empêcher aisément les suites fâcheuses. Il suffit, par exemple, de connaître les effets que produisent ordinairement les ascarides, les dartres anales ou préputiales, le phimosis, etc., pour en prévenir les conséquences. L'incontinence d'urine, chez les enfans, indique assez aux parens ce qu'ils ont à faire pour fortifier la constitution et surtout les organes génito-urinaires, avant l'approche de la puberté.

Malheureusement, ces causes *spéciales*, si faciles à reconnaître et à combattre, sont les plus rares, et les autres soulèvent quelquefois des questions délicates, compliquées, que le médecin n'a pas toujours la faculté de résoudre. Il est cependant de son devoir de les discuter avec indépendance.

β. *Excès vénériens*. Parmi les individus qu'Hippocrate regarde comme les plus exposés à la consomption dorsale, il ne cite que les nouveaux mariés et les libertins : ainsi, les excès vénériens étaient alors la seule cause connue, ou du moins remarquable, des pertes séminales. Cela se conçoit; dans un temps où les rapports sexuels étaient favorisés par l'esclavage, par les mœurs publiques, par le crédit des courtisanes, et n'étaient pas entravés par les maladies que la prostitution traîne à sa suite aujourd'hui, les excès vénériens devaient être plus faciles et par conséquent plus communs qu'à présent.

Pour bien juger de l'influence que peuvent avoir les excès vénériens sur la prospérité des nations, sur leur indépendance et leur liberté, enfin sur leur avenir, il faut comparer tous les peuples d'Orient, depuis la plus haute antiquité jusqu'à ce moment, avec ceux d'Occident aux époques correspondantes. Je ne reviendrai pas sur ce parallèle, auquel je renvoie (1). Mais je dois rappeler que des événemens récens et d'une immense importance sont venus confirmer mes prédictions sur les destinées définitives de la race caucasique d'Occident.

Après avoir montré l'influence de la monogamie et de mœurs de plus en plus sévères sur l'accroissement des populations européennes, sur leur courage inquiet, aventureux, sur leur incessante activité, sur leur ambition insatiable et leur besoin continuel de conquêtes dans les sciences, les arts, l'industrie, etc., je disais que l'avenir du monde était entre les mains de la race caucasique d'Occident. Les faits les plus significatifs sont venus, plus tôt que je ne pensais, confirmer et développer ces prévisions ; car l'explosion de la *question d'Orient* n'a été que l'une des applications pratiques de la loi générale trouvée par l'observation.

Cet événement, qui a galvanisé toute l'Europe, n'est pas accidentel, ni isolé ; placé entre la guerre d'Alger et celle de Chine, il est la conséquence forcée de tous ceux de même nature qui l'ont précédé ; c'est le prélude d'autres plus graves, auxquels il faut se préparer, et qui s'enchaîneront aussi d'une manière inévitable, parce

---

(1) *Voyez* tom. I, pag. 631 et suiv.

qu'ils tiennent à des causes dont l'action est incessante, et dont les effets doivent s'accroître en raison des résultats déjà obtenus.

Rien ne peut démontrer, d'une manière plus évidente, la puissance des institutions propres à prévenir les pertes séminales : car la monogamie, les idées morales et les opinions religieuses adoptées par tous les peuples d'Occident, n'agissent qu'en mettant obstacle aux excès vénériens, qui ont toujours été favorisés, au contraire, par la polygamie et par toutes les idées morales et religieuses suivies, dans tous les temps, sur tous les points de l'Asie.

Si l'on s'étonnait de l'immensité des résultats produits par une cause si obscure en apparence, il suffirait de se rappeler qu'elle agit, de génération en génération, sur des masses innombrables. Les phénomènes physiques, chimiques, météorologiques, etc., les plus puissans, sont dus à des actions moléculaires multipliées à l'infini : les masses géologiques les plus imposantes ont été produites par l'action incessante d'êtres microscopiques innombrables. Les effets multipliés et continus paraissent toujours hors de proportion avec leur cause.

Les résultats obtenus à la longue par toutes les institutions propres à diminuer les excès vénériens, et par conséquent les pertes séminales, doivent donner une idée des améliorations que pourraient éprouver encore les mêmes populations, si elles étaient préservées par des moyens analogues de plusieurs autres causes de spermatorrhée, plus influentes maintenant que les excès vénériens.

La recherche de ces moyens prophylactiques mérite donc la plus sérieuse attention.

γ. *Masturbation.* C'est aujourd'hui la cause de spermatorrhée la plus commune : c'est aussi la plus dangereuse pour les individus et la plus déplorable pour les populations.

Les Anciens ne font pas mention de ce fléau des sociétés modernes. Depuis un siècle, au contraire, les médecins s'en occupent tous les jours davantage. Il est donc évident que ce vice honteux n'a jamais été aussi répandu, aussi funeste qu'à présent. A quoi peut tenir cette progression croissante? A l'absence d'une éducation physique régulière et vigoureuse, à la sévérité plus grande des mœurs, au développement des maladies contagieuses, etc.

Dans toute l'antiquité, une gymnastique bien entendue s'emparait de l'homme dès son enfance, et l'occupait sérieusement jusque dans son âge mûr. La force et l'adresse étaient en honneur, ainsi que la beauté des formes, aux yeux même des philosophes les plus contemplatifs. D'un autre côté, les rapports sexuels étaient favorisés par l'existence de l'esclavage et par la protection accordée aux courtisanes. Ils n'étaient entravés ni par l'opinion publique, ni par des maladies contagieuses; enfin, rien ne gênait la pédérastie, presque entièrement inconnue de nos jours. On conçoit que la masturbation n'ait jamais jeté de profondes racines entre une gymnastique aussi puissante et des mœurs aussi relâchées.

Sous le rapport des mœurs, les sociétés modernes ont fait des progrès incontestables; mais le vice hypocrite dont elles sont infectées, est le plus funeste de tous par la faculté qu'ont ses victimes de s'y livrer jusqu'à leur dernier moment, sans avoir besoin de complice, ni même de virilité complète; par la difficulté de découvrir ces manœuvres et d'y mettre obstacle; par les modifications anormales qu'elles impriment aux idées génésiques, ainsi qu'aux organes sexuels, modifications profondes qui s'opposent ensuite à la guérison des pertes séminales. Il est d'ailleurs dans la nature même de cette passion solitaire et concentrée, de pousser au mensonge et à la dissimulation, d'imprimer au caractère quelque chose de sauvage, de haineux; elle flétrit le moral d'un cachet indélébile de profond égoïsme. Ces turpitudes cachées sont donc plus dangereuses que les débordemens scandaleux des Anciens. Si elles devaient s'accroître encore dans la même progression, elles menaceraient l'avenir des sociétés modernes.

Il est donc urgent de penser à l'extirpation de cette calamité publique. Mais il ne suffit pas de voir le mal et de gémir sur ses progrès incontestables; il ne suffit pas même de le combattre par tous les moyens physiques, moraux et religieux, il faut encore remonter à sa cause, et surtout tenir compte de l'organisation de l'homme, qu'il est impossible de changer.

La comparaison des vices anciens et modernes prouve

combien il est difficile de comprimer l'instinct génital, d'un côté, sans qu'il fasse explosion d'un autre. Toutefois, il ne s'agit pas de revenir aux mœurs *antiques* : les sociétés ne doivent rien sacrifier de leurs conquêtes, pour retourner vers un passé qu'elles ne sauraient regretter, et qui ne peut plus revenir. Mais rien n'empêche d'emprunter aux institutions anciennes ce qu'elles avaient de meilleur, ce qui nous est encore parfaitement applicable et sans le moindre inconvénient.

Indépendamment des avantages directs de la gymnastique pour le développement normal du corps, pour l'acquisition de l'adresse, etc., rien ne peut opérer une diversion plus efficace à l'activité des organes génitaux, comme le prouvent la continence bien connue des anciens athlètes, et la froideur remarquable des hommes les plus robustes qui se livrent constamment à de rudes travaux, à des efforts violens. Aucune surveillance, aucun principe de religion ou de morale ne sauraient avoir des effets aussi sûrs qu'une fatigue journalière, qui ramène chaque soir un besoin urgent de repos, qui diminue la sécrétion du sperme, l'influence des organes génitaux et l'empire de l'imagination.

La natation devrait occuper le premier rang parmi tous ces exercices, non-seulement à cause de son importance dans tout le cours de la vie; mais encore à cause de l'influence des bains froids sur les fonctions génitales. Aux approches de la puberté, l'équitation aurait des dangers, comme le prouvent plusieurs observations que j'ai rapportées. Du reste, ces graves inconvéniens avaient été signalés, pour cet âge, dès la plus haute antiquité.

Aucune époque n'eut plus besoin que la nôtre de réhabiliter les exercices du corps. L'état chétif des adultes se manifeste de plus en plus, tous les ans, par la statistique des opérations de la conscription : ce dépérissement est devenu tel qu'il a fallu diminuer les conditions de taille exigées sous l'empire et la république, époques où l'on avait tant besoin de soldats, et cependant le nombre des individus réformés est plus grand que jamais. Quand les rudes exercices de la chevalerie eurent cessé, les hommes de loisir se livrèrent à la chasse, à la balle, à la danse; ils fréquentèrent surtout assidûment les salles d'armes, les manéges, les jeux de paume, et même les jeux de mail. Aujourd'hui la plupart de ces exercices sont négligés ; quelques-uns même ne sont plus connus. On ne pense à présent qu'à l'intelligence, comme si la santé n'était pas une première condition de tout travail intellectuel un peu prolongé ; comme si l'étude était incompatible avec les exercices du corps; comme s'il n'en résultait pas, au contraire, pour les organes du mouvement et de la pensée, un mutuel secours, un délassement réciproque.

Ce qui se passe à cet égard aux deux extrémités de la société est doublement affligeant. D'un côté, un travail excessif et sans relâche s'empare du prolétaire, dès sa plus tendre enfance, et le conduit jusqu'au tombeau, sans lui laisser le temps de penser; de l'autre, une étude forcée et continue ne laisse pas à l'enfant des classes aisées un instant de loisir pour l'éducation de son corps ; d'où résultent, d'une part, des forces brutes, sans direction intellectuelle ; de l'autre, des intelligences sans vigueur physique ni morale, et quelquefois des intelligences avortées, abruties, avec une santé détruite : double malheur pour les individus et pour la société.

Pourquoi l'enfant du pauvre, malpropre, mal nourri, mal vêtu, mal abrité, n'est-il pas écrasé par l'excès du travail? C'est que cette fatigue elle-même le préserve de mauvaises habitudes, quoiqu'il ne soit pas surveillé, quoiqu'il voie et qu'il entende autour de lui bien des choses qu'il devrait ignorer. — Pourquoi l'enfant du riche, bien soigné sous tous les rapports, préservé de tous les côtés, s'arrête-t-il bien souvent dans son développement physique, intellectuel et moral? C'est qu'un ver destructeur s'est introduit furtivement dans ce fruit encore tendre ; c'est que la surveillance la mieux entendue ne vaut pas une fatigue journalière, surtout lorsque l'économie, abondamment réparée, n'a pas à lutter fortement contre des causes extérieures de destruction.

Les Anciens avaient des mœurs très-relâchées, des vices infâmes dont nous sommes heureusement délivrés ; cependant ils ont fait de bien grandes choses dans tous les genres. Ils ont donné de grands exemples de courage, d'activité, d'énergie et de persévérance ; ils ont produit leur contingent de grands hommes. C'est à leur éducation physique qu'il faut attribuer leur vigueur de caractère, leur mépris des dangers, des fatigues et des privations, de la douleur et de la mort ; car leur violente gymnastique pouvait seule entraver des débordemens dont personne alors ne rougissait.

En résumé, il faut au fils du pauvre assez de repos pour cultiver son intelligence, et des enseignemens gratuits proportionnés à ses dispositions ; au fils du riche, assez de fatigue pour développer son corps et dépenser tous les matériaux de nutrition qui lui sont fournis.

Il devrait donc y avoir dans tous les colléges, dans toutes les maisons d'éducation, sans exception, un gymnase, un professeur de gymnastique, et des prix pour tous les exercices du corps, aussi bien que pour ceux de l'esprit ; il faudrait qu'on y attachât la même importance, au lieu de traiter les premiers avec un superbe dédain.

C'est surtout aux classes moyennes que ces institutions seraient utiles ; car ceux qui jouissent d'une grande fortune, ne cloîtrent pas leurs fils dans des colléges, et le prolétaire n'y saurait atteindre. La bourgeoisie est appelée à continuer partout l'œuvre d'émancipation qu'elle a commencée en France depuis 50 ans ; mais il lui faut une autre éducation, pour jouer le rôle important qui lui est réservé. Malheureusement, ces réformes salutaires ne peuvent venir que de l'Université, et l'on ne peut espérer que le pouvoir en prenne l'initiative.

C'est aux médecins qu'il appartient d'élever la voix en faveur des institutions gymnastiques. Dans ces derniers temps, les D.rs Londe, Pavet de Courteilles, Taillefer, Simon (de Metz), etc., ont publié d'excellens travaux à ce sujet : tout annonce donc que l'importance de ces anciennes vérités se fait de nouveau sentir. Au reste, elles sont parfaitement comprises depuis long-temps par tous les médecins ; ils n'ont plus maintenant qu'à les répandre, et leur persévérance triomphera tôt ou tard de l'inertie des uns et du mauvais vouloir des autres.

δ. Examinons maintenant les moyens de détail qu'on peut employer pour prévenir l'abus des organes génitaux.

J'ai parlé ailleurs (tom. I, pag. 403 et suiv.) des diverses causes qui peuvent faire naître de mauvaises habitudes, ou favoriser leur transmission. J'ai cité des faits nombreux et variés, afin d'éveiller et d'éclairer la vigilance des parens, des instituteurs, etc., sur ce qu'ils ont à faire ou à éviter. Les détails dans lesquels je suis entré doivent suffire, et je ne puis qu'y renvoyer, en faisant remarquer seulement que la surveillance la plus assidue, les précautions les plus minutieuses ne sauraient être utiles qu'à un petit nombre d'individus, et n'ont guère d'efficacité qu'avant la puberté : or, il s'agit ici des moyens d'obtenir, d'une manière sûre, un résultat général.

Le Dr Deslandes a consacré la dernière partie de son ouvrage à l'examen des choses *qui peuvent produire l'excitation vénérienne et des* moyens de prévention *qui s'y rattachent*. (*Voy*. pag. 463 et suiv.) Ce travail, consciencieux comme tout le reste, contient d'excellentes vues et beaucoup d'observations vraies, quoique souvent sans application. On y trouvera des conseils utiles, et d'autres difficiles à suivre, pour ne pas dire impossibles. Enfin, il en est qui me paraissent propres à produire un effet contraire à celui que se propose l'auteur.

Ses remarques relatives à l'influence des climats, des

saisons, des habitations, des alimens, des boissons, des odeurs, etc., sur le sens génital, sont assez exactes ; mais on n'en peut tirer aucune induction par rapport aux moyens de prévenir la masturbation. Le châtiment du fouet est banni depuis long-temps de nos écoles, les sexes y sont séparés ; nous n'entendons plus parler de flagellations, de disciplines, de cilice et de haire. Pourquoi perdre du temps à s'en occuper sérieusement ?

Je reviendrai plus tard sur quelques moyens indiqués par l'auteur, pour diminuer l'excitation des organes génitaux ; mais je dois examiner ici ses opinions sur l'emploi du froid.

Partant de cette idée que le tissu érectile est *le principe de la masturbation*, le Dr Deslandes veut qu'*on s'adresse à lui pour la combattre* (pag. 415). « C'est ce qu'on ferait, dit-il, chez un sujet vigoureux et pléthorique, en pratiquant une saignée, ou en lui posant des ventouses scarifiées ou des sangsues dans le voisinage des parties sexuelles. Les lotions et les applications *froides* sur ces parties, les bains de siége *froids* agissent dans le même sens ; et comme ils n'ajoutent pas à l'épuisement, ils trouvent plus souvent l'occasion d'être employés. M. Sainte-Marie recommande de recouvrir, une ou deux fois le jour, les organes de la génération, chez les individus atteints de *spermatorrhée*, avec une vessie de cochon remplie de *glace pilée*, etc. » (Pag. 416.) Un peu plus loin, le Dr Deslandes conseille aussi les demi-lavemens *froids*.

Je ne parlerai pas de l'influence attribuée aux tissus érectiles, des inconvéniens de toutes ces émissions sanguines à cet âge et pour un pareil motif ; mais je dois examiner l'emploi du froid sur les parties génitales, pour prévenir de mauvaises habitudes, parce que le D.r Deslandes reproduit ailleurs le même conseil (pag. 452), et y revient encore dans deux autres endroits (pag. 481 et 535). D'ailleurs, il faut faire cesser la confusion des faits qui a trompé le D.r Deslandes.

Ces lotions *froides*, etc., produiraient un effet contraire à celui qu'on se propose ; d'abord, en appelant l'attention sur les organes dont l'activité embarrassante n'éveille que trop l'imagination du jeune pubère, ensuite en provoquant dans ces organes une réaction proportionnée à la vigueur même de l'individu et à l'intensité du froid.

Cette réaction tonique peut être utile dans les pollutions dues à un état de faiblesse, de relâchement des organes génitaux; cela se conçoit parfaitement, comme je l'ai expliqué ailleurs; mais cela prouve précisément le danger de ces lotions froides, quand il s'agit de prévenir ou d'arrêter de mauvaises habitudes chez un sujet pléthorique, etc. L'autorité de Sainte-Marie est donc ici bien mal choisie et plus mal appliquée.

Les bains généraux froids, surtout les bains de rivière avec l'exercice de la natation, conviennent parfaitement pour prévenir ou pour arrêter de mauvaises habitudes, parce que la réaction qu'ils déterminent est générale ; parce que la dépense de forces qui en résulte, empêche précisément la prédominance des organes génitaux ; mais ces heureux effets ne doivent pas faire illusion sur les dangers des lotions froides, dont l'action purement locale produit ensuite dans les organes génitaux un redoublement d'énergie et d'activité aux dépens du reste de l'économie.

Enfin, abstraction faite de toute théorie, l'observation directe prouve que ces lotions, ces applications *froides* sont toujours suivies de la rubéfaction et de la turgescence des organes génitaux, surtout chez les individus pléthoriques et robustes.

Ailleurs le D.r Deslandes conseille « les boissons *glacées*, la *glace* donnée à l'intérieur, et même les *glaces préparées* », pour calmer l'excitation des organes générateurs (pag. 472). Cependant tout le monde sait que les glaces produisent une vive réaction de l'estomac, suivie bientôt de celle des organes génito-urinaires, comme le prouvent les érections fortes et prolongées qui en résultent bientôt, et les irritations de la vessie, de la prostate, etc., qui en sont souvent la conséquence; sans compter les inflammations chroniques de ces organes, dont j'ai rapporté plusieurs exemples.

Il est probable que c'est encore l'emploi de la glace à l'intérieur contre les pollutions, qui a trompé le D.r Deslandes. Mais c'est comme tonique que la glace a été conseillée; et c'est, en effet, de cette manière qu'elle a été utile, puisqu'elle ne réussit que contre les pertes séminales entretenues par un état de faiblesse et de relâchement. Elle produirait donc, comme les lotions froides, un effet opposé à celui que se propose le D.r Deslandes.

Quant aux médicamens que l'auteur passe en revue, tels que les tisanes de mauve, de violette, d'orge, de chiendent ; les émulsions, les eaux distillées de laitue, de pourpier, etc., voire même la belladona, la thridace, l'opium, l'acide borique, le nitrate de potasse, le nénuphar, l'agnus castus, etc.; il faut convenir que ce sont de bien pauvres ressources pour *prévenir* la masturbation, en supposant qu'on puisse les employer sans laisser soupçonner le but qu'on se propose.

Pour ce qui concerne les masturbateurs avérés, je ne pense pas que les *châtimens* puissent les arrêter (pag. 526). Mais l'auteur a été mieux inspiré dans ce qu'il dit ensuite des moyens moraux à mettre en usage pour frapper l'imagination de ces malheureux (pag. 526 et suiv.). Le rôle du médecin, dans cette circonstance, est tracé avec une sagesse et une vigueur qui indiquent beaucoup d'expérience et de philanthropie. Toutefois, cette influence morale devient impuissante quand la passion domine la volonté : il n'est plus même possible de compter sur la surveillance la plus active et la plus continue.

A cette occasion, le D.r Deslandes décrit une foule de machines, d'appareils, etc., plus ou moins compliqués, dont l'emploi peut être utile, mais que je crois moins efficaces chez l'homme, que la sonde à demeure dans le canal, parce que son action est inévitable, non-seulement tant qu'elle est en place, mais encore tant que dure la douleur laissée dans le canal après qu'elle est retirée (1).

Cependant les plus efficaces de ces moyens coërcitifs

(1) *Voyez* ce que j'en ai dit, tom. I, pag. 463.

ne peuvent encore avoir de succès complet que chez les enfans. Après la puberté, la sécrétion du sperme ne saurait être empêchée ni même sensiblement diminuée par aucun moyen compatible avec la santé; l'accumulation de cette liqueur dans les vésicules séminales doit donc amener des érections importunes, des rechutes inévitables, ou des pollutions nocturnes et diurnes, si tout cela n'est prévenu par des rapports sexuels. Eux seuls surtout peuvent ramener à l'état normal des fonctions perverties, et modifier la sensibilité dépravée des organes, etc. C'est l'unique moyen véritablement efficace pour le présent et pour l'avenir, le seul qui puisse changer complétement des goûts contre-nature, en faisant apprécier l'immense distance qui sépare ces tristes jouissances de celles qui sont dans l'ordre physiologique. Pour tout individu pubère, la masturbation n'est qu'un misérable supplément à des relations normales, toujours convoitées, mais rendues impossibles. Ce qui le prouve, c'est que ces images trompeuses occupent alors la pensée, et remplacent, pendant la veille, les rêves de la nuit.

Ceux qui se livrent à ces égaremens pour donner le change à leur instinct, abandonneraient donc facilement l'ombre pour la réalité. C'est ce que savent parfaitement tous les praticiens; c'est ce qu'ils disent même aux parens. Mais, le plus souvent, il est impossible de songer au mariage : l'extrême jeunesse du sujet, l'état de sa santé, etc., s'y opposent, et j'ai dit ailleurs quelle responsabilité pèse sur ceux qui, dans de pareilles circonstances, prennent une si grave résolution.

Dans leur angoisse, bien des pères ont compris ce qui leur restait à tenter, et quelques-uns ont été assez heureux pour obtenir un succès prompt et durable. Ces effets des rapports sexuels ont été signalés par Tissot, par Fournier et Bégin, par tous ceux qui ont écrit sur ce triste sujet; et je ne puis que louer le D.r Deslandes de la franchise avec laquelle il a émis son opinion sur le parti qui reste à prendre, quand on n'a plus qu'à opter entre un grand mal et un mal moindre.

Cependant, il arrive un moment où cette puissante ressource échappe elle-même, parce qu'on a trop longtemps attendu. La perversion de l'instinct génital est alors portée au point que toute femme est prise en aversion, en dégoût : d'ailleurs la fonction ne pourrait plus être remplie; c'est même cette impuissance *relative* qui change les idées des masturbateurs sur l'autre sexe, et qui les ramène forcément au seul plaisir que leurs organes flétris puissent désormais leur procurer.

Ce n'est donc pas seulement comme moyen *curatif* de la masturbation qu'il faut envisager les rapports sexuels.... ; mais personne n'a mieux compris ni mieux exprimé cette importante vérité que Rousseau, dont l'opinion à cet égard est d'ailleurs d'un si grand poids. Je vais laisser parler celui qui a si bien étudié l'humanité d'après lui-même : « Défiez-vous de l'instinct; il serait dangereux qu'il apprît à votre élève à donner le change à ses sens et à suppléer aux occasions de les satisfaire; *s'il connaît une fois ce dangereux supplément*, il est perdu. Sans doute il vaudrait mieux encore..... Si les *fureurs d'un tempérament ardent* deviennent invincibles, mon cher Émile, je te plains; mais je ne balancerai pas un moment, je ne souffrirai pas que la fin de la nature soit éludée. S'il faut qu'un tyran te subjugue, je te livre par préférence à celui dont je peux te délivrer; *quoi qu'il arrive, je t'arracherai plus aisément aux femmes qu'à toi* (1). »

Cette opinion de Rousseau, relativement aux individus d'un *tempérament ardent*, est celle de tous les hommes qui ont de l'expérience. Il sera bientôt question des autres pubères, et des difficultés dont le précepteur d'Émile n'avait pas à s'occuper.

En résumé, l'examen scrupuleux des moyens propres à prévenir la masturbation, ramène forcément aux considérations générales auxquelles on est conduit par l'ensemble des faits historiques relatifs aux progrès continuels de ce fléau des temps modernes.

Après avoir apprécié la valeur des précautions multipliées, minutieuses, continues qui ont été conseillées pour préserver les jeunes pubères, on voit qu'une gymnastique vigoureuse peut seule, *à défaut de rapports sexuels*, agir d'une manière assez énergique, assez générale, assez constante pour empêcher du moins le mal de jeter de profondes racines. Quand une forte éducation physique n'aurait pas d'autre but, d'autre avantage, elle devrait préoccuper constamment tous les pères de famille, tous les philanthropes.

---

(1) *Émile*, liv. IV.

§ XX. *Continence.* — J'ai fait voir ailleurs (1) que la spermatorrhée peut être due à l'inaction complète des organes génitaux, aussi bien qu'à leur fatigue par des excès ou des abus.

Des pollutions nocturnes se manifestent à la suite de toute continence prolongée : elles n'exercent d'abord aucune action sur la santé, mais elles deviennent ensuite plus fréquentes par l'influence de l'habitude et par l'affaiblissement progressif des organes laissés dans l'inaction ; elles s'accompagnent plus tard de pollutions diurnes, qui finissent, avec le temps, par les remplacer; en sorte que ces pertes séminales peuvent devenir aussi graves que toutes les autres, et surtout plus difficiles à guérir.

Parmi les exemples de cette nature que j'ai rapportés, on a pu remarquer les observations de plusieurs ecclésiastiques (2) dont la vie avait été constamment chaste et pure. Ces faits m'ont donné l'occasion de signa-

---

(1) *Voyez* tom. II, pag. 240 et suiv.

(2) *Voyez* tom. II, pag. 224 et suiv.

ler les dangers du *célibat forcé* des prêtres, pour ceux même dont l'organisation paraît la plus favorable à l'observation rigoureuse de la continence (1). J'ai montré les mêmes effets chez des laïcs élevés dans les principes les plus sévères, privés de tout rapport sexuel et même préservés de la masturbation (2). On a vu ce qu'a produit cette continence forcée et prolongée. Ces hommes dont la santé paraissait florissante, mariés dans la force de l'âge, se sont trouvés impuissans, et cet état a duré 5 ans chez l'un, 15 ans chez un autre, enfin même 19 ans sans interruption (3).

Il est probable que ces exemples ont été très-communs aux époques de la plus grande ferveur chrétienne; car les Pères de l'Église, les Conciles, les Papes, le Conseil de la Rota, etc., se sont beaucoup occupés de la *frigidité* chez l'homme, de l'*impuissance*, etc., et, chose remarquable, ils ont toujours conclu à la rupture du mariage, lorsqu'il était bien constaté que le *sacrement* ne pouvait pas être accompli. Les nombreuses décisions qui sont intervenues, les consultations motivées des casuistes, etc., formaient de volumineux recueils, qui ont servi de guide pendant des siècles à toutes les cours judiciaires.

Il fallait bien que les cas de cette nature fussent très-communs, puisqu'ils ont donné lieu à une jurisprudence fort compliquée, surtout en ce qui concerne la consta-

---

(1) *Voyez* tom. II, pag. 255 et suiv.

(2) *Voyez* Obs. 114, 115, etc.

(3) *Voyez* Obs. 96, 97, et tom. II, pag. 105.

tation du fait ; puisque les confesseurs refusaient leur absolution aux deux époux jusqu'à ce que leur mariage fût rompu. Or, celui qui s'expose à de pareilles humiliations, doit nécessairement ignorer son état et par conséquent n'avoir jamais eu l'occasion de constater son impuissance, c'est-à-dire n'avoir pas eu de rapports sexuels avant son mariage, comme cela est arrivé chez les malades dont je viens de parler. On doit donc attribuer cette fréquence remarquable des ruptures de mariage pour cause d'impuissance, *durant la période de la plus grande chasteté chrétienne*, à l'influence très-commune d'une continence absolue, observée jusqu'au moment de la consécration.

En lisant avec soin les observations des tabescens dont je viens de parler, il est facile de se convaincre que la sagesse exemplaire de ces hommes exceptionnels, ne doit pas être attribuée seulement aux principes moraux et religieux qui leur avaient été inculqués dès l'enfance, aux bons exemples dont ils étaient entourés, etc. Une foule de circonstances prouvent que leurs organes génitaux n'avaient pas une énergie, une activité extraordinaires.

Cependant, tous ont eu, pendant plusieurs années, des érections fréquentes, prolongées et même importunes. Il est donc évident que, durant toute cette période, les fonctions auraient pu très-bien s'exercer, si d'autres causes ne s'y étaient opposées. C'est seulement plus tard que cet orgasme a été suivi, peu à peu, du calme le plus complet, à mesure que les pollutions nocturnes sont devenues plus fréquentes, ou qu'elles ont été remplacées par des pollutions diurnes. L'augmentation progressive des pertes séminales ne peut donc être attribuée qu'à l'empire de l'habitude et à l'affaiblissement croissant des organes, par la durée même de l'inaction.

Ainsi, dans tous les cas dont il vient d'être question, le peu d'énergie des organes génitaux a permis une *chasteté* complète, et la continence, prolongée pendant des années, a produit la spermatorrhée et l'impuissance.

Il est vrai que les organes génitaux n'auraient pas été si promptement affaiblis, s'ils avaient eu plus d'énergie. Mais alors la continence eût été violemment enfreinte, ou bien elle eût conduit aux désordres prévus par Rousseau. Elle ne peut donc être supportée, sans amener de funestes aberrations, que par les individus dont les besoins ne parlent pas bien haut, et l'on vient de voir que ce silence même ne doit pas inspirer beaucoup de sécurité pour l'avenir.

α. Le D.r Deslandes dit avec raison : « Donnez aux enfans, même dès leur premier âge, des habitudes pudiques, que les attouchemens génitaux leur soient interdits ; qu'on leur en fasse un objet de honte, etc. » (Pag. 513.) Ces prescriptions sont assurément très-sages et ne doivent pas être négligées ; mais, après la puberté, les tempéramens *ardens* les enfreignent sans scrupule, ou les éludent facilement.

J'ai vu plus de vingt tabescens auxquels on avait inculqué ces idées si profondément, dès leur plus tendre enfance, qu'elles étaient devenues pour eux une affaire de conscience. Cependant, après la puberté, le hasard leur a fait trouver d'autres expédiens que l'usage des mains, et s'ils ont échappé à la *masturbation* proprement dite, ils sont tombés dans des abus non moins funestes. Ils se seraient crus déshonorés s'ils avaient touché leurs parties *honteuses;* mais ils ne passaient pas un jour sans provoquer des émissions séminales d'une manière ou d'une autre, et ils n'ont cessé toutes ces pratiques dangereuses, que quand la consomption les a mis dans l'impossibilité de s'y livrer. J'ai rapporté, dans le premier volume (pag. 456 et suiv.), quelques exemples de ces inventions bizarres, incroyables; d'autres sont disséminés dans le reste de l'ouvrage, et il n'en manque pas dans les auteurs qui ont écrit sur cette matière. Il faut donc croire que ces expédiens sont variés à l'infini, et moins rares que difficiles à prévenir.

D'un autre côté, ces scrupules eux-mêmes ne sont pas sans inconvénient après la puberté, lorsqu'ils vont jusqu'à faire négliger tout soin de propreté locale. La matière sébacée, accumulée entre le prépuce et le gland, par suite de cette réserve excessive, provoque souvent des pollutions nocturnes et diurnes tellement abondantes, qu'elles conduisent bientôt au marasme et à l'impuissance. La preuve que ces pertes séminales ne tiennent pas alors à une autre cause, c'est qu'elles disparaissent assez promptement par la seule intervention des soins de propreté (1).

Tous ces tabescens avaient supporté facilement la continence la plus absolue, sans tomber dans la masturbation, et même en échappant aux dangereux expédiens à l'aide desquels les autres mettaient leur conscience en repos ; mais ils n'ont évité ces dangers que pour tomber dans un autre, ou, pour parler plus exactement, c'est l'apparition précoce des pollutions nocturnes et diurnes, par l'action de la matière sébacée, qui a prévenu l'effervescence de leurs passions.

Ainsi, la privation absolue des rapports sexuels expose à la masturbation ceux qui sont fortement constitués, et provoque des pertes séminales involontaires chez ceux qui peuvent supporter facilement une continence très-prolongée. L'aversion inspirée de bonne heure pour tout contact manuel des organes génitaux, n'empêche pas d'autres aberrations aussi dangereuses, et l'accumulation de la matière sébacée entre le prépuce et le gland, par suite de ces scrupules exagérés, peut provoquer des pollutions nocturnes et diurnes aussi accablantes que toutes les autres.

---

(1) *Voyez* entre autres les Obs. 91, 93, 94, 96, 97, 101; *voy.* aussi tom. III, pag. 281, trois exemples de même nature.

β. D'autres dangers menacent encore les jeunes pubères les plus candides, les plus irréprochables sous tous les rapports. Dès que les organes génitaux achèvent leur évolution, la sécrétion du sperme commence, les vésicules séminales se remplissent ; l'excitation qui en résulte, s'étend aux tissus érectiles, à toute l'économie, et produit une ardeur inquiète, vague et mélancolique chez ceux dont l'innocence a été préservée de toute funeste initiation. Après bien des agitations inconnues, une crise a lieu spontanément pendant le sommeil.

Cette première évacuation, comme celle des règles chez les jeunes filles, produit une détente générale, utile ; mais elle cause souvent beaucoup d'effroi dans ces imaginations neuves et exaltées. D'ailleurs les idées de honte et de flétrissure qui ont été inspirées pour tout ce qui tient aux organes de la génération, ne permettent pas de parler d'un accident qui paraît avoir quelque chose d'infâme. Cependant, il se renouvelle, l'inquiétude augmente, et le jeune pubère se croit affecté d'une maladie inconnue, exceptionnelle et surtout déshonorante ; il ne s'occupe plus que des moyens de la cacher ou de l'arrêter.

Les jeunes filles les plus pures sont aussi celles qui éprouvent le plus d'inquiétude et qui commettent les plus grandes imprudences à la première apparition de leurs règles. Mais la couleur du sang et la durée de l'évacuation appellent bientôt l'attention de femmes plus expérimentées. Les jeunes pubères, surpris par des pollutions nocturnes, restent, au contraire, privés de tout conseil, et leur première pensée se porte naturellement sur les moyens mécaniques qui leur paraissent les plus propres à prévenir les érections pendant le sommeil. De là, une foule d'inventions dont il importe d'examiner les conséquences.

La compression de toute la verge par un large ruban, par une bande, etc., se dérange avec trop de facilité, pour ne pas être promptement abandonnée ; mais celle qui est exercée sur une surface trop étroite, peut donner lieu à de graves accidens.

Lorsque la verge est entourée d'un cordon ou d'un lacet, etc., la moindre érection amène bientôt une forte constriction, même quand le lien n'a pas été serré lors de son application ; cette constriction augmente nécessairement par la gêne qu'éprouve la circulation, surtout dans les parties d'où le sang veineux ne peut plus revenir que difficilement. Le gland devient énorme et violacé ; le prépuce s'engorge et son tissu cellulaire s'infiltre promptement de sérosité. Dès-lors, le gonflement ne cesse pas, comme on pourrait le croire, avec l'érection. Quand il est éveillé par la douleur, le patient, encore endormi et dans l'obscurité, embrouille souvent les bouts de sa ligature et la serre au lieu de la dénouer ; l'impression du froid, la compression du gland ne peuvent plus dissiper le gonflement ; enfin, il n'est pas facile de couper le lien, parce qu'il est alors enfoncé dans une étroite et profonde gouttière ; d'ailleurs, dans une pareille situation, la douleur et surtout l'épouvante ont bientôt troublé la plus ferme intelligence.

J'ai vu plusieurs de ces imprudens qui s'étaient inutilement tailladés la peau de la verge à coups de canif ou de ciseaux sans avoir pu se délivrer, et la plupart avaient reculé pendant long-temps devant la nécessité d'avoir recours à un tiers. Quelques-uns furent retenus par une honte si forte, qu'ils laissèrent ainsi s'écouler tout le jour : leur raison s'égara, et, le lendemain, de graves désordres étaient devenus sans remède. Un jeune séminariste a perdu, de cette manière, tout le gland par la gangrène, et un autre a conservé une fistule urinaire au-dessous de la fosse naviculaire, après la chute d'une large escarre, due probablement à la distension du canal par les urines.

Bien des praticiens ont publié des exemples analogues, principalement dans les journaux de médecine.

D'autres jeunes pubères, plus mal inspirés encore, avant de s'endormir passent leur verge dans le binet d'un chandelier, dans un anneau, dans la poignée d'une clef, dans un briquet, dans un écrou, etc., qu'ils trouvent sous la main; et quand le gonflement est survenu au devant de ces corps étrangers, il est très-difficile de les diviser ou de les rompre. On n'y parvient jamais qu'après de vives douleurs, et il en résulte ordinairement, comme dans les cas précédens, des escarres, des déformations, des rétrécissemens, etc.

Ces opérations ont présenté quelquefois des difficultés assez sérieuses, pour fournir à Morand le sujet d'un Mémoire intéressant (1).

---

(1) *Mém. de l'Ac. de chir.*, tom. III.

D'autres, pour se réveiller au moment du danger, ont imaginé de renfermer leur verge dans un tube garni à l'intérieur de pointes très-fines, recouvertes d'une couche de coton, de laine, etc., de telle sorte que la turgescence de la verge refoulant les corps souples qui recouvraient les pointes, permettaient à celles-ci de piquer la peau. Ce moyen est plus ingénieux que les précédens et ne présente pas les mêmes dangers; mais, la chaleur de ces enveloppes favorise les érections à tel point, que le sommeil en est continuellement interrompu : tôt ou tard, le besoin de repos finit par l'emporter ; la machine est retirée et la pollution n'est que retardée.

Au reste, toutes ces machines ont été abandonnées, après bien des modifications, par tous ceux qui se les étaient appliquées avec le plus de confiance et de résolution ; ce qui prouve suffisamment leur inefficacité.

Beaucoup de machinistes, de bandagistes, etc., ont préconisé des engins de ce genre et les ont variés à l'infini. Mais, on peut être certain d'avance que leur imagination ne sera jamais plus active, plus industrieuse que celle des individus qui sont tourmentés par ces pollutions nocturnes : il est donc probable qu'ils n'arriveront pas à de meilleurs résultats. La difficulté n'est pas de provoquer le réveil au moment du danger; tous ceux dont j'ai parlé y étaient parvenus facilement : ce qui est impossible, c'est de faire supporter long-temps une interruption continuelle du sommeil, et, dès que l'excès de la fatigue oblige à retirer l'appareil, le fruit de tant de peines est bientôt perdu.

D'autres ont imaginé divers moyens pour s'opposer *physiquement* à l'éjaculation, par la compression de l'urètre; et le D.r Deslandes a pris la peine de décrire un de ces instrumens, sous le nom de pince de Winder (pag. 546). Mais aucune compression du canal ne peut empêcher la liqueur séminale d'être expulsée de ses réservoirs quand ils se contractent; si elle ne paraît pas à l'extérieur, après les phènomènes ordinaires qui accompagnent les pollutions nocturnes, c'est tout simplement parce qu'elle a été refoulée dans la vessie. Du reste, la santé n'en souffre pas moins; elle est même plus compromise, à cause de la sécurité qui aveugle ces malheureux sur leur position. Enfin, j'ai fait voir que toutes ces compressions exposent à la déviation permanente des orifices des conduits excréteurs.

En résumé, tous les moyens mécaniques imaginés pour s'opposer physiquement aux pollutions nocturnes, sont inutiles, et la plupart sont, en outre, dangereux. Les jeunes pubères les plus candides, les plus irréprochables sont ceux qui s'exposent aux plus graves accidens, précisément à cause de l'ignorance complète dans laquelle on s'est efforcé de les entretenir, et du sentiment de *honte* qui les empêche de faire connaître leur imprudence, bien qu'elle soit le résultat et la preuve de leur chasteté même.

Il ne faut pas se le dissimuler, tous les soins, tous les expédiens imaginés pour éviter les suites de la continence, *après la puberté*, sont puériles et ne vont pas au but. Ils peuvent avoir quelque utilité dans certains cas très-rares; mais ils font, en général, beaucoup plus de mal que de bien. Ils ont surtout le grave inconvénient d'inspirer une grande sécurité, et d'entretenir la pensée fausse qu'il est possible de lutter avec avantage contre l'organisation de l'homme, sans en tenir le moindre compte.

§ XXI. *Blennorrhagie, etc.* — J'ai fait voir que beaucoup de pertes séminales sont dues à des blennorrhagies, et que d'autres sont entretenues par des affections vénériennes invétérées. Je dois m'occuper ici des moyens qu'on pourrait mettre en usage pour diminuer la propagation de ces deux maladies.

Il peut être permis d'en espérer peu à peu l'extinction complète, puisqu'on a pu obtenir celle de la lèpre, qui a tant effrayé l'Europe. Quoi qu'il en soit, on devrait, du moins, s'efforcer d'affaiblir et de circonscrire les deux contagions qui lui ont succédé. Mais il faudrait, pour obtenir un résultat si désirable, employer des moyens analogues à ceux qui ont été mis en usage contre la lèpre, et l'on fait précisément tout le contraire.

Qu'il me soit permis d'entrer dans quelques détails sur un sujet beaucoup trop négligé, malgré son importance sociale.

Dans presque toutes les villes de province, des règlemens plus ou moins absolus s'opposent à ce que ces maladies soient traitées dans les hôpitaux : dans d'autres villes on ne reçoit les malades infectés, que lorsqu'ils sont de la localité. Il est cependant facile de prévoir les résultats funestes et inévitables que doit amener une semblable réprobation. De pauvres ouvriers se trouvent ainsi privés des secours qu'on leur accorderait, s'ils avaient toute autre maladie; mais celles-ci, étant réputées *honteuses*, on veut qu'ils aillent étaler leur honte dans leur famille, et parce qu'elles sont *contagieuses*, on refuse de les traiter et de les séquestrer, en attendant qu'elles soient guéries.

Il est facile d'imaginer la gravité que doivent prendre les symptômes chez des hommes qui sont réduits à se traîner pendant long-temps, sur les grands chemins, par tous les temps et à pied. Je dis à pied; car évidemment ceux qui pourraient aller en voiture, n'auraient pas besoin d'entrer dans un hôpital pour se faire soigner. L'ouvrier qui ne peut pas rejoindre ses foyers, doit nécessairement continuer ses rudes travaux en suivant son traitement; il faut même qu'il travaille plus que jamais, puisqu'il doit non-seulement vivre, mais encore payer ses médicamens. Dans l'un et l'autre cas, il résulte de ces fatigues des écoulemens interminables, des rétrécissemens graves, des affections variées de la prostate, ou bien des syphilides invétérées, quelquefois même incurables. Enfin, ces affections consécutives, qu'il eût été si facile de prévenir, amènent bien souvent des pertes séminales graves et compliquées. Une foule d'infirmes, encore jeunes, retombent ainsi, forcément, à la charge d'une société qui les a repoussés avec tant d'imprévoyance.

Voici maintenant ce qui se pratique, dans les mêmes villes, à l'égard des filles publiques.

On ne reçoit à l'hôpital que celles qui sont du département, ou qui ont résidé dans la même localité pendant un temps plus ou moins long, conditions fort rares chez toutes ces femmes ; les autres, en plus grand nombre, ne peuvent pas être admises, malgré la nature de leur mal, ou plutôt, chose incroyable, à cause de sa nature même.

Ainsi, loin de s'efforcer à les séquestrer, l'administration les repousse, sans s'inquiéter de ce que vont devenir ces foyers de contagion. Il est clair cependant que ces malheureuses n'ont plus désormais qu'un seul moyen d'existence, et qu'on les met ainsi dans la nécessité d'empoisonner la société, soit qu'on les tolère, soit qu'on les chasse impitoyablement de la ville et du département. Avant de se traiter, il faut d'abord qu'elles vivent, et le travail leur est aussi étranger que la prévoyance. Il est d'ailleurs facile de concevoir avec quelle difficulté ces maladies peuvent guérir dans des circonstances aussi défavorables. De pareils règlemens ne sont pas seulement inhumains, ils sont encore absurdes.

Je n'ai pas besoin de dire avec quelle négligence se font les visites sanitaires de ces filles, dans les villes où ces règlemens sont en vigueur : il est facile aussi de concevoir avec quelle coupable incurie on tolère qu'elles se traitent chez elles. Les conséquences de détail suivent nécessairement le principe général.

Quand nos pères ont voulu détruire la lèpre, ils ont établi partout des léproseries. Ils ont isolé, séquestré les lépreux par tous les moyens. Leurs procédés ont pu quelquefois avoir de la rudesse ; mais ils étaient logiques et ils ont complétement réussi. Aujourd'hui tous les peuples européens conservent, à grands frais, des lazarets pour se défendre contre la peste, malgré les entraves qui en résultent pour le commerce, et les doutes qui s'élèvent de toutes parts sur la nature contagieuse de la maladie. Tous les gouvernemens ont fait les plus grands sacrifices pour lutter contre la variole, et leurs efforts ont été suivis d'un plein succès. Pourquoi donc agit-on si différemment contre les maladies vénériennes ? La contagion de la blennorragie et de la syphilis est bien autrement évidente que celle de la peste. Elles sont plus répandues, plus variées, et surtout plus nuisibles que ne l'ont jamais été la lèpre et la variole. Il n'y a pas un seul praticien qui ne soit profondément convaincu de ces vérités. Pourquoi donc repousse-t-on des hôpitaux les maladies vénériennes ? C'est qu'elles ne se communiquent guère que par les organes de la génération. Voici, en effet, ce qui est résulté de ce mode de transmission.

Les principes de continence, de chasteté chrétienne portés au plus haut point d'exaltation dans le moyen-âge, ont imprimé le cachet de la réprobation et de l'infamie sur tout ce qui tenait *au péché de la chair ;* de là, les noms de *parties honteuses*, de *pudenda*, pour les organes génitaux, et, plus tard, celui de *maladies honteuses*, pour ces nouvelles lèpres ; de là, une espèce d'anathème contre tous ceux qui en étaient atteints ; de là, leur répulsion, leur abandon, dans un temps où la charité faisait tant de prodiges. On éprouve une impression bien pénible en lisant les détails des affreuses misères, des humiliations de tout genre qu'eurent à supporter les premières victimes auxquelles il fallut enfin donner des secours. Ces temps sont loin de nous, il est vrai, mais leur influence n'est pas passée; car les administrations hospitalières ont hérité des règlemens et des traditions qui s'établirent à cette époque, et cette filiation s'est maintenue par les Sœurs de la charité.

Ce sont les administrateurs des hôpitaux qui font ces règlemens et qui veillent à leur exécution. Ce sont eux qui sont consultés en toute circonstance sur toutes ces matières; mais leur opinion finit toujours par être celle des Sœurs hospitalières qui les entourent; l'action qu'elles exercent est lente et peu remarquée, mais patiente et continue : or, les plus charitables de ces religieuses, à quelque ordre qu'elles appartiennent, ne peuvent éviter de ressentir une sainte horreur pour ces affections *honteuses;* elles ne manquent pas de la manifester dans toutes les circonstances, et finissent par la faire pénétrer sous toutes les formes au sein de l'administration. C'est ainsi que le même esprit s'est perpétué jusqu'à présent dans les règlemens des hôpitaux de province, malgré les plus profondes révolutions sociales.

Sous un autre rapport, le mode de propagation de ces maladies est encore cause du peu d'attention qu'y portent les fonctionnaires, dont l'impulsion devrait ici se faire sentir. Ils se croient, eux et les leurs, à l'abri du danger, par leurs mœurs ou par leur fortune, et pourtant il n'est pas rare de voir des enfans à la mamelle infectés par leur nourrice, d'autres plus grands contaminés par des baisers impurs, par l'usage d'une cuiller ou d'un verre, etc.

Enfin, il est encore beaucoup d'administrateurs qui regardent la crainte de ces affections comme un frein à la débauche, de même que la plupart des magistrats croient les exécutions publiques capables de prévenir les crimes. C'est une grande erreur; car les filles publiques inspirent plus de dégoût que d'entraînement; ce n'est pas avec elles que se commettent des excès continus, que se contractent des liaisons durables, encore moins de véritables passions. D'un autre côté, il n'y a peut-être pas de praticien qui n'ait eu de nombreuses occasions de se convaincre du peu d'effet que produit la crainte de la contagion sur les individus entraînés par des besoins violens. L'exaltation érotique peut même égarer tellement la raison, que la résistance de ces filles et l'aveu de leur maladie n'arrêtent pas toujours ces insensés.

Plusieurs m'ont rapporté, avec l'accent de la honte et du désespoir, des détails bien propres à montrer jusqu'à quel point avait été porté leur aveuglement. Les uns s'étaient imaginé qu'on avait voulu les éloigner par un mensonge; les autres s'étaient persuadés qu'ils échapperaient à l'infection par différens moyens, et même par de simples lotions..... Cependant, la cause de ce délire érotique était à peine dissipée, que le dégoût et l'horreur se sont emparés d'eux; plusieurs même ont été portés au suicide, pendant plusieurs jours, par le sentiment amer de leur propre honte; quelques secondes avaient suffi pour produire un changement aussi complet. On peut juger par là de l'empire qu'exerce cette pléthore séminale sur la raison de l'homme.

Ceux dont je parle n'étaient pas des êtres dégradés, habitués au vice et dépourvus d'éducation; c'étaient de jeunes pubères chez lesquels l'exaltation du sens génital avait été portée au point de produire une espèce d'aliénation mentale passagère. Au reste, l'état violent qui peut faire braver de pareilles craintes et surmonter de semblables dégoûts, n'a rien de commun avec la débauche, puisqu'il est le résultat d'une continence prolongée et d'une répugnance irrésistible pour des plaisirs contre nature.

Quoi qu'il en soit, il est évident que la crainte d'une infection ne peut arrêter de telles aliénations mentales, et que des besoins aussi violens ne doivent pas rencontrer de trop grandes entraves. Une administration éclairée doit se demander ce que pourrait produire un pareil délire érotique, s'il prenait une autre direction; et les cours d'assises ne répondent que trop souvent et trop clairement à cette question.

Sans cette espèce d'égarement, la blennorrhagie et la syphilis auraient disparu depuis long-temps; car il suffirait évidemment, pour amener leur extinction, qu'elles ne fussent plus propagées par l'homme. Or, ceux qui empoisonnent ainsi la société n'y sont jamais forcés pour vivre, comme les filles publiques dont je viens de parler; ils reculeraient donc devant leur crime, devant le mal qu'ils se font à eux-mêmes, s'il n'étaient aveuglés par l'impulsion brutale qui les pousse.

Il est vrai que de pareilles infamies ne doivent être commises que par les hommes les plus dénués d'éducation; mais, si c'est par eux que le mal se propage, il faut donc, au lieu de les repousser impitoyablement des hôpitaux, se hâter de les y recevoir non-seulement pour les guérir, mais encore pour les séquestrer pendant toute la durée de leur traitement. En les mettant ainsi dans l'impossibilité de céder à leurs aveugles impulsions, on ferait plus que de leur être utile, on arriverait peu à peu à l'extinction de ces deux calamités.

Il ne suffit pas que, dans Paris et dans quelques grandes villes, on reçoive, sans difficulté, ces malades des deux sexes et de tous les pays : cette mesure philanthropique a besoin, évidemment, d'être généralisée pour atteindre son but : or, rien ne serait plus facile dans un pays où la centralisation n'a pas de bornes. Une pareille question ne peut être discutée devant les Chambres; mais leur intervention n'est pas ici nécessaire : puisqu'il s'agit d'une mesure d'intérêt public, ces dépenses peuvent être portées d'office sur les budgets des villes ou des départemens.

Ceux qui connaissent toute la portée des effets produits par ces maladies, savent parfaitement que cette mesure générale produirait une amélioration rapide dans toutes les classes de la population. Mais, pour qu'elle fût adoptée, il faudrait que le pouvoir le voulût.

§ XXII. *Prostitution.* — Ne pourrait-on pas arriver à l'extinction de ces deux lèpres en détruisant la prostitution elle-même, ou du moins en la restreignant autant que possible, en la comprimant tous les jours davantage? Cette pensée s'est présentée souvent à des hommes de bien, dont le zèle était plus ardent qu'éclairé. Plusieurs d'entre eux, à différentes époques, se sont mis à l'œuvre dès qu'ils en ont eu le pouvoir; mais, chaque fois que l'expérience a été tentée, les résultats ont mal répondu aux intentions.

α. Le D.r Parent-Duchâtelet a fidèlement rapporté toutes ces tentatives, dans un ouvrage consciencieux que les administrateurs doivent méditer (1). Voici ce qui ressort de tous ces faits : l'intervention la plus efficace d'un pouvoir éclairé est celle qui se borne à prévenir le scandale et à protéger la santé publique; toutes les autres mesures flétrissantes ou vexatoires employées contre les filles publiques, sans nécessité, sans discernement, ont

---

(1) *De la prostitution dans la ville de Paris*. Paris, 1836.

toujours produit de si graves désordres, qu'il a fallu bientôt y renoncer. La prostitution connue a diminué, mais pour devenir clandestine : soustraite à la surveillance de la police, elle a pu répandre impunément les maladies qu'elle traîne à sa suite ; plus déguisée, elle a souillé de son contact inaperçu la partie saine de la société ; violemment comprimée à l'extérieur, elle s'est infiltrée partout, jusqu'à ce que la rapide extension du mal ouvrît enfin les yeux. Voilà ce qui est arrivé, chaque fois que l'oubli des leçons antérieures a fait tenter à d'autres une recrudescence de rigorisme.

Le D.r Parent-Duchâtelet a été témoin de ces effets sous la Restauration ; il a compulsé, pendant dix ans, tous les documens antérieurs ; il l'a fait avec scrupule, sous l'influence d'opinions politiques, morales et religieuses, qui ne peuvent être suspectées d'opposition. On doit donc admettre les faits qu'il rapporte et les conséquences qu'il est obligé d'en tirer.

β. Peut-on espérer du moins d'éteindre peu à peu la prostitution par des moyens plus doux ? C'est ce que semblent se proposer diverses associations charitables, composées principalement de dames pieuses, qui se sont organisées sous différens noms dans presque toutes les villes de France. Les hommes ont essayé de la force, des femmes devaient tenter la voie de la persuasion. Ces institutions ont donc pour but de fournir un asile et des moyens d'instruction, de travail et de moralisation aux filles publiques qui témoignent le désir de sortir de leur misérable condition. C'est certainement une pensée très-louable; car quelques-unes de ces malheureuses sont susceptibles de changer de conduite pour toujours : mais examinons les résultats.

Les causes ordinaires de ces conversions sont des maladies graves ou les progrès de l'âge. Les intentions de ces filles sont, en général, très-sincères dans le commencement; mais des épreuves longues et rudes amènent des tentations nouvelles, des rechutes presque inévitables, chez celles qui recouvrent leur ancien éclat : il ne faut compter que sur la persévérance de celles qui n'ont plus d'autre parti à prendre. Voilà ce qui ressort des détails fournis à cet égard par le D.r Parent-Duchâtelet; ils n'ont pas changé depuis, et sont en province les mêmes qu'à Paris.

D'un autre côté, il résulte aussi des recherches statistiques du même auteur, que les filles inscrites à la police sont toujours dans les mêmes proportions, relativement à la population, aux garnisons, etc., à moins que des mesures vexatoires ne diminuent momentanément le nombre des inscriptions; et alors, comme on vient de le voir, la prostitution pour être moins patente, n'en est pas moins répandue. D'où il suit, que la production est, ici comme ailleurs, en rapport avec la consommation, ce qu'il eût été possible de prévoir, car l'effet doit être proportionné à la cause.

Il résulte de tous ces faits que les filles *repenties* sont immédiatement et inévitablement remplacées par d'autres nouvelles. Ce n'est pas, sans doute, à ce résultat que pensent aboutir les âmes pieuses qui se livrent à de si respectables efforts ; mais telle est cependant la conclusion rigoureuse qu'il faut tirer des chiffres.

Aussi, après tant de pénibles recherches, le D.r Parent-Duchâtelet en est-il réduit à considérer la prostitution, sous toutes ses formes et avec toutes ses nuances, comme un *fait* dont la *nécessité* est démontrée par des observations nombreuses, variées, incontestables.

γ. A quoi faut-il attribuer cette inflexible nécessité ?

L'auteur a très-bien vu que les femmes ne sont pas jetées dans la prostitution par la fougue de leur tempérament, mais bien par le besoin, par la paresse, etc. Le D.r Villermé, dont les travaux et le caractère portent le même cachet de précision, de moralité et de philanthropie, est arrivé de son côté aux mêmes conclusions, en cherchant à déterminer exactement l'influence des fabriques sur les populations ouvrières (1). Il n'y a donc pas de doutes à conserver à cet égard.

Toutefois, il ne faut pas seulement entendre par *besoin*

---

(1) *Rapport à l'Ac. des sc. morales et politiques sur l'état phys. et moral des ouvriers*, etc.

le dénuement des choses les plus indispensables à la vie.

Il est remarquable que toutes ces femmes aiment la bonne chère, et sont très-avides de parures, de tout ce qui peut les faire briller ; or, ce sont principalement ces convoitises qui les perdent. Cependant cela ne suffirait pas encore si elles avaient de l'ordre, de l'activité, de l'énergie. Beaucoup de jeunes filles ont été séduites faute d'expérience, puis abandonnées dans la misère, sans tomber pour cela dans la prostitution. Aussi, la paresse et l'imprévoyance ne sont pas moins constantes chez les filles publiques, que la friandise et la vanité.

Voilà ce qui résulte des recherches de MM. Parent-Duchâtelet et Villermé.

Mais ces causes immédiates de la prostitution ne sont évidemment que secondaires. Il faut bien qu'il en existe une autre plus puissante, pour produire un effet aussi général, aussi constant. Cette cause première, quelle est-elle ? Est-ce la civilisation ?

8. Cette accusation paraît tellement évidente par elle-même, qu'on est peu disposé à l'examiner ; elle semble résulter des recherches mêmes de la statistique et de l'étude attentive de l'histoire. En réunissant tous ces documens, on croit voir la prostitution s'établir avec les premières sociétés, et grandir incessamment chez les divers peuples avec les progrès de l'aisance et de l'industrie.

Aussi, le fait est-il admis comme incontestable par les hommes les plus positifs, par les plus ardens promoteurs de tout progrès social.

Voyons cependant si l'on ne s'est pas laissé abuser par les mots, comme dans tant d'autres circonstances, et cherchons la réalité, abstraction faite de ses enveloppes.

Tous les degrés de civilisation existent aujourd'hui sur différens points du globe. En parcourant l'espace, on peut donc se procurer les mêmes documens qu'en remontant la chaîne des temps, avec cet avantage immense en faveur des faits contemporains, qu'on peut les vérifier encore tous les jours. Voyons donc ce qui se passe, quant aux rapports sexuels, depuis l'état le plus sauvage jusqu'au plus avancé.

La *promiscuïté* la plus complète, la plus générale règne encore dans la plupart des îles de l'immense archipel, qu'on désigne aujourd'hui sous le nom général d'Océanie. Les admirateurs passionnés des temps primitifs refuseront sans doute le nom de prostitution à cet *abandon sans réserve aux purs instincts de la nature*, attendu que ces *femmes sans art ignorent nos conventions sociales, se livrent sans intérêt, etc.;* mais il suffit d'opposer à ces phrases sonores l'empressement avec lequel ces femmes *désintéressées* reçoivent tous ceux qui ont quelque chose à leur donner. Ce sont des bagatelles, sans doute, des objets de toilette, sans valeur pour nous; mais cela prouve seulement que l'acte leur paraît sans importance, l'objet convoité précieux et l'échange naturel; c'est-à-dire, en d'autres termes, que la prostitution n'éprouve aucune entrave, qu'elle est générale.

Ailleurs, ce sont les parens, les maris eux-mêmes, qui font sans déguisement ces propositions aux étrangers, pour en recevoir des cadeaux ; ce sont eux qui stipulent d'avance les conditions de ces mariages temporaires ; ce qui n'empêche pas leurs filles, leurs sœurs ou leurs femmes de recevoir, de demander et même de prendre tout ce qui brille, tout ce qui peut leur servir de parure.

Les choses se passent exactement de même avec les négresses de toutes les tribus qui habitent les côtes d'Afrique.

Dans l'Amérique du Nord, les trapeurs, avec leurs pacotilles de colliers, de verroteries, etc., sont impatiemment attendus par les filles des tribus de *peau rouge*, dont ils fréquentent tous les ans les possessions. Pendant toute la saison des chasses, ils ne sont embarrassés que des importunités actives et souvent indiscrètes des postulantes, qui sont ensuite d'autant plus recherchées en mariage, qu'elles ont ainsi gagné plus d'oripeaux.

Tous les voyageurs qui ont parcouru l'Amérique du Sud, rapportent des faits semblables de toutes les peuplades sauvages qu'ils ont eu l'occasion d'observer.

Ainsi, l'instinct de coquetterie, le désir aveugle de briller, se montrent avec une égale énergie chez la femme à peau noire, cuivrée, olive, bronzée, etc. ; l'effet de cette passion *primitive* est le même que chez nos filles publiques, et, chose remarquable, il est d'autant plus prompt, plus certain, plus général, qu'on s'approche de ce qu'on est convenu d'appeler *état de nature*.

Dès qu'on voit poindre un commencement d'organisation sociale, quelques exceptions se présentent : les filles des chefs, par exemple, ou des principaux guerriers de chaque tribu, sont au-dessus des tentations vulgaires. Si elles se laissent éblouir, c'est par d'autres prestiges. Quand la culture des terres s'établit, toutes les filles des propriétaires se trouvent dans la même position que celles des chefs de tribus guerrières. Elles peuvent se procurer tous les objets de parure par des achats, ou du moins par des échanges. La prostitution devient donc de moins en moins générale, à mesure que diminue le nombre des femmes qu'il était facile de séduire, c'est-à-dire à mesure que l'aisance devient plus générale, et qu'une importance plus grande est attachée aux rapports sexuels, ou, en d'autres termes, à mesure que la civilisation fait des progrès.

On a dit que la prostitution était inconnue en Orient, ou beaucoup moins commune que chez nous. C'est abuser étrangement des mots! Indépendamment des filles publiques inscrites sur les registres du cadi, il y a les almées, les bayadères qui ne sont pas autre chose. Il y a aussi les jeunes garçons qui leur font concurrence. Sans doute les maisons de prostitution sont assez rares; mais pourquoi? Parce que chaque homme dans l'aisance a la sienne. Tout harem n'est-il pas un lupanar particulier? La vente des femmes n'est-elle pas une véritable prostitution, et la plus odieuse de toutes, puisqu'elle est forcée?

Il n'est donc pas vrai que les progrès sociaux soient achetés par une augmentation proportionnelle de la prostitution. Quand on examine les faits sans prévention, quand on réduit à leur juste valeur toutes les erreurs de langage, toutes les illusions systématiques, toutes les théories préconçues, il reste évident, au contraire, que la prostitution se circonscrit d'autant plus que l'aisance devient plus générale, et qu'une importance plus grande est attachée aux rapports sexuels.

En résumé, l'accroissement des lumières, de l'aisance, etc., ne favorise pas plus la prostitution, que la physique n'engendre le tonnerre. Rien ne peut empêcher les nuages de se charger d'électricité ; mais la science peut préserver de la foudre, en lui offrant un conducteur qui permet à l'équilibre de se rétablir sans danger pour la société. L'ignorance seule a pu s'élever contre les paratonnerres.

1. Les données historiques fourniraient absolument les mêmes résultats, s'il était possible de les discuter en peu de mots.

Je ne dirai rien de l'impudence avec laquelle s'affichait la prostitution chez les Anciens, du culte public qu'elle recevait dans toute la Grèce, sous le nom d'*aphrodite pandemos*, et, chez les Romains, sous celui de *Venus vulgivaga*, *Venus meretrix*, etc. ; faibles imitations des cérémonies délirantes de l'antique Sivaïsme Hindou, et des fêtes de Mylitta, la grande Déesse babylonienne, en l'honneur de laquelle toute femme devait se prostituer au moins une fois par an ; mais l'importance excessive des courtisanes grecques et romaines est un fait trop remarquable pour être passé sous silence.

Nées dans l'esclavage, comment pouvaient-elles prendre tant d'empire sur des hommes libres, exercer tant d'influence sur les affaires publiques? Deux causes opposées ont contribué à les relever dans l'opinion publique. — Elles recevaient une éducation brillante, recherchée, et même une instruction solide, puisque plusieurs ont laissé des poésies, des traités en prose, etc., tandis que d'autres ont professé la philosophie, la politique, etc. : elles pouvaient donc, indépendamment de leurs moyens ordinaires de séduction, parler de tout ce qu'on savait alors.

D'un autre côté, les femmes légitimes, élevées et renfermées dans le gynécée, n'avaient appris de leur mère que ce qui concerne les soins du ménage, et ne savaient rien de ce qui se passait au dehors. Cette éducation étroite, cet horizon borné, devaient rendre leur conversation aride et peu variée; d'ailleurs, le vide de leur esprit n'était compensé par aucun art d'agrément. De là, dans toute l'antiquité, la prépondérance monstrueuse des courtisanes sur les femmes légitimes.

Qu'on jette maintenant les yeux sur notre société, tant décriée par les adorateurs du passé, et l'on verra combien tout est changé de part et d'autre. N'est-ce pas dans nos salons, chez les femmes les plus pures, que se trouvent aujourd'hui les talens agréables, les manières élégantes, les conversations vives, attachantes et même instructives?

N'est-ce pas, au contraire, dans les lupanars que se

trouvent l'ignorance et la grossièreté? Où sont en ce moment les moyens de séduction, d'influence, etc., que peut employer la prostitution? Tout prouve donc, de plus en plus, qu'elle n'a pas cessé de diminuer en étendue et en importance, à mesure que la civilisation a fait des progrès, et, chose bien remarquable, la femme légitime, au contraire, a continuellement gagné sous tous les rapports.

Pour le sauvage, l'épouse n'est qu'une esclave, une bête de somme; c'est elle qui est chargée de tout ce qui est travail; c'est elle qui, dans les déplacemens de la tribu, porte tous les fardeaux, indépendamment des enfans; trop heureuse quand elle n'est pas maltraitée pour la moindre cause! Elle a cependant gagné, à la cessation de la promiscuïté, un protecteur et une famille, c'est-à-dire, un commencement d'influence sur ce maître brutal et sur ses enfans, une première manifestation de ses qualités les plus précieuses, celles d'épouse et de mère, sans lesquelles aucune société n'aurait pu se former.

Les lois grecques et romaines accordaient à la femme légitime certains droits, plus ou moins étendus, suivant les temps et les lieux; cependant, elle pouvait être répudiée sans la moindre allégation, et rien, au contraire, ne l'autorisait à rompre sa chaîne.

Aujourd'hui, dans presque toute l'Europe, son égalité est reconnue en principe, et son influence sociale augmente à mesure que son éducation devient moins futile, à mesure qu'elle comprend mieux toute l'importance de son rôle, toute l'étendue de ses devoirs, et qu'elle les remplit avec plus de dévouement. C'est là qu'est sa puissance la plus irrésistible et la plus durable. C'est par un plus grand développement de sa raison, par de nouveaux sacrifices à sa mission d'épouse et de mère, à ses devoirs de famille, que la femme doit, non pas s'affranchir, mais s'élever complétement au niveau de l'homme.

Ce rôle, du reste, n'est qu'une conséquence de celui qui est départi à la femelle, chez tous les êtres vivans. Dans l'acte de la génération, il est *égal* à celui du mâle, mais non pas *semblable*. Tout est préparé chez elle pour la nutrition et le développement de l'embryon; l'ovule, fourni par elle, présente même déjà ce caractère spécial long-temps avant d'être fécondé (1).

Dans l'espèce humaine, ces fonctions s'étendent bien au-delà de l'allaitement; et, dans notre état social, le développement intellectuel et moral est encore plus important que l'accroissement du corps. La première éducation, celle de la mère, se prolonge donc jusque vers la puberté; elle se fait même sentir pendant toute la vie. Cette part immense, dévolue à la femme seule, est assez belle pour qu'elle s'en contente : ce rôle exige des qualités assez spéciales, assez éminentes, pour qu'elle s'y prépare de bonne heure et s'y dévoue tout entière : c'est là qu'est sa mission; c'est là qu'elle doit essentiellement trouver toute son importance sociale.

---

(1) *Voyez* tom. II, pag. 515, 543 et suiv.

On peut maintenant apprécier à leur juste valeur les théories relatives à la *femme libre*, à l'*émancipation de la femme*, à la *promiscuïté*, etc., théories prêchées comme nouvelles et favorables au progrès social ; quoique, soit dit en passant, elles aient été déjà stigmatisées, il y a vingt siècles, par Aristophane, dans sa comédie des *Harangueuses*, avec une verve et une raison parfaites.

ζ. En voyant la prostitution d'autant plus générale et plus facile, qu'on s'approche davantage de ce qu'on appelle *état de nature*, on est conduit nécessairement à penser qu'elle dépend de l'organisation même de l'homme et de la femme. C'est, en effet, ce qu'il est facile de démontrer, et même de vérifier, à l'aide des faits pris en dehors de l'espèce humaine.

Chez tous les animaux, le mâle est poussé au rapprochement des sexes avec plus d'ardeur que la femelle ; c'est toujours lui qui la sollicite et même la violente.

On observe tous les jours, dans les arachnides, un fait très-remarquable sous plusieurs rapports. Les femelles sont tellement dévouées à leur progéniture, qu'elles meurent plutôt que de l'abandonner : cependant, elles prennent si peu de part à l'accouplement, qu'elles dévorent souvent le mâle, pendant l'acte même, quand elles sont pressées par la faim, et celui-ci connaît si bien le danger auquel il va se trouver exposé, qu'il tourne long-temps dans tous les sens avant de céder à l'impulsion génitale, qui finit cependant toujours par l'emporter sur l'instinct de la conservation.

J'ai fait voir que cette impulsion prédominante, chez tous les mâles, dépend de l'action spéciale du sperme, ou plutôt des zoospermes, sur les vésicules séminales, etc.

Sous ce rapport, l'homme est loin de faire exception à la loi générale : il est, au contraire, apte à la reproduction dans toutes les époques de l'année, ce qui tient à l'abondance des matériaux de nutrition, etc., comme le prouve l'influence de la domesticité sur tous les animaux (1).

D'un autre côté, les femelles ne font jamais que céder aux importunités du mâle, encore faut-il qu'elles soient complétement dans l'état de rut. C'est alors seulement qu'elles supportent ses approches, parce que cet orgasme des parties accessoires est provoqué par la maturité des ovules, maturité sans laquelle, d'ailleurs, il ne pourrait pas y avoir de fécondation.

Cette froideur relative existe, en général, chez la femme, seulement elle n'a pas de saison des amours, à moins qu'on ne veuille lui assimiler l'époque des règles, qui présente quelque ressemblance avec les phénomènes du rut. Quoi qu'il en soit, la femme n'a pas besoin d'éprouver ces phénomènes particuliers pour être apte à concevoir, parce qu'elle a toujours des ovules en maturité, comme le prouve la possibilité d'être fecondée

---

(1) *Voyez* tom. II, pag. 428 et suiv.

dans toutes les saisons. Cette abondance des ovules tient à la même cause que celle des zoospermes. Il en résulte que la femme n'éprouve jamais de répugnance irrésistible pour les rapports sexuels, comme cela s'observe chez les femelles des animaux dans l'intervalle du rut.

Au reste, elle n'a pas besoin, pour s'y prêter, que ses tissus érectiles soient, comme ceux de l'homme, dans un état violent de turgescence, et l'acte ne lui cause aucun affaiblissement notable, parce qu'il n'est pas accompagné, comme chez l'homme, de l'émission de myriades d'êtres vivans. La femme peut donc céder quand elle veut, et presque aussi souvent qu'elle veut.

Ainsi, voilà, d'un côté, des besoins impérieux et des sollicitations pressantes; de l'autre, des désirs plus calmes, mais une possibilité constante, absolue de succomber. Que doit-il en résulter? Si l'opinion n'attache aucune importance à l'acte, rien ne pourra empêcher aucune femme de se procurer de cette manière le moindre objet de convoitise, et la prostitution sera générale; c'est ce qui a lieu dans toute l'Océanie, sur les côtes d'Afrique, etc. A mesure qu'on attache plus de prix aux rapports sexuels, ils deviennent la ressource des femmes qui n'en ont pas d'autre; la prostitution restera, par exemple, le partage des esclaves, et, comme les plus belles et les plus intelligentes ne trouvent pas d'autre moyen d'émancipation, elles profitent de leur influence pour relever le métier de courtisane et lui donner autant d'éclat que possible. C'est ce qui est arrivé dans toute l'antiquité, c'est ce qui arrive encore partout où il existe des serfs et surtout des esclaves. On sait le rôle que jouent les mulâtresses dans les colonies.

Enfin, les mœurs devenant plus sévères, la prostitution est flétrie dans la même proportion, et se recrute de manière à justifier de plus en plus l'opinion publique, comme on le voit aujourd'hui chez tous les peuples libres. On peut, d'après cela, prévoir facilement ce que produira, peu à peu, l'augmentation du bien-être et de l'instruction dans les classes pauvres ; qui remplacent encore les esclaves, sous ce rapport comme sous tant d'autres.

Ainsi, tous les progrès s'enchaînent, comme toutes les vérités s'éclairent, sans jamais se nuire réellement, quelles que soient d'ailleurs les apparences.

§ XXIII. *Mariage.* — Je ne me serais pas occupé des inconvéniens et des dangers de la continence, si d'autres difficultés, plus graves encore, ne s'opposaient à ce que les liens conjugaux fussent contractés immédiatement après la puberté. Le mariage serait alors la solution la plus simple et la plus morale, comme la plus favorable aux individus et aux sociétés.

Les unions trop précoces exposent à des excès presque inévitables, par suite de l'empire qu'exercent les nouveaux organes, de la confiance aveugle qu'ils inspirent, de la vanité spéciale dont ils sont l'objet, etc. Ces excès sont d'autant plus dangereux, que la constitution est moins développée; il en résulte enfin de l'indifférence, du dégoût, et, par suite, des désordres de toute espèce.

Il faut, d'ailleurs, de la maturité, de la prévoyance, de la raison pour conduire un ménage convenablement; il faut des moyens d'existence assurés pour élever une famille. Ces motifs et beaucoup d'autres ont été parfaitement appréciés, dans tous les temps, par le bon sens public.

Les anciens philosophes ont peut-être mis quelque exagération dans le désir de reculer l'époque du mariage pour leurs disciples, parce que les mœurs de leur époque laissaient, en attendant, un libre cours à toutes les passions; mais la prudence exigera toujours, pour un acte de cette importance, que la constitution, l'intelligence et le moral aient acquis une maturité convenable.

En Russie, les serfs sont mariés aussitôt après la puberté, et même quelquefois avant; mais c'est uniquement dans l'intérêt du maître, parce que la capitation, les corvées, etc., se comptent par ménage. Du reste, les récits des voyageurs prouvent assez que cette mesure n'est pas favorable aux mœurs.

Aux États-Unis, les mariages sont, en général, très-précoces; mais les moyens d'existence sont multipliés et certains pour quiconque veut travailler. L'espace est sans bornes et la vie des planteurs très-isolée.

En Europe, la position des ouvriers est long-temps

précaire ; le noviciat des fonctionnaires est beaucoup plus long, et les études nécessaires pour les professions libérales ou scientifiques exigent encore plus de temps. Il doit donc s'écouler au moins sept à huit ans, dans les circonstances les plus favorables, entre la puberté et le moment où l'homme pourra se charger convenablement de l'avenir d'un ménage.

Le terme peut être rapproché de quelques années, dans certains cas exceptionnels ; cependant, l'intervalle est encore bien long, surtout pour cette période de la vie; car, c'est justement alors que les organes génitaux éprouvent le plus d'activité, d'exaltation, et qu'ils exercent le plus d'influence sur le reste de l'économie.

En Orient, celui qui a un harem donne une esclave à son fils, quand il ne le marie pas aussitôt après la puberté ; mais un pareil expédient ne peut convenir qu'à des peuples pour lesquels la femme est une marchandise. Il ne fait, d'ailleurs, que hâter les dispositions du jeune pubère à se précipiter dans les excès dont son père lui a donné l'exemple.

Dans les petits cantons de l'intérieur de la Suisse, les rapports les plus intimes s'établissent de très-bonne heure entre les deux sexes : l'amant avoué peut passer la nuit avec sa maîtresse, de l'aveu des parens et à la connaissance de tout le village. Des usages analogues existent aussi dans plusieurs parties retirées de l'Allemagne.

Ces mœurs patriarcales ne pourraient être transportées chez des peuples moins froids, sans de très-graves inconvéniens. Il faut d'ailleurs qu'on se connaisse parfaitement et que chacun puisse compter sur une probité bien consciencieuse, pour qu'il en résulte si rarement des abus et des désordres.

Toutefois, il arrive ordinairement dans les petits villages retirés de la France et du reste de l'Europe, que le mariage est précédé, pendant long-temps, de rapports aussi intimes, si ce n'est aussi patens : c'est même très-souvent la grossesse qui précipite les formalités.

Je n'ai cité ces faits que pour montrer combien est impérieuse l'influence des organes sexuels, dès qu'ils sont développés. Ce n'est certainement pas la fatigue qui a manqué à ces jeunes pubères, pour faire diversion à l'excitation génitale; leur nourriture n'a pas été trop succulente; leur imagination n'a pas été exaltée par des romans, des peintures, des spectacles, etc.; ils ont pu se marier plus tôt que dans les villes, et cependant ils n'ont pas supporté une continence absolue, en attendant la consécration.

—

Je n'ai pas voulu parler longuement, dans une préface, de la fréquence et de la gravité des pertes séminales, de toutes les erreurs de diagnostic auxquelles elles donnent lieu tous les jours, parce qu'on aurait eu trop de peine à me comprendre, si toutefois on m'avait cru sur parole. Maintenant que j'ai rapporté plus de faits relatifs à cette cruelle maladie, qu'aucun praticien n'en a réuni sur aucune autre, je n'ai plus besoin de dire combien la spermatorrhée fait de victimes ignorées, combien il est fâcheux qu'elle ne soit pas mieux connue, etc. Tout cela ressort assez de l'ensemble même de ces observations.

Je n'en aurais pourtant pas rapporté un si grand nombre, ni de si détaillées, si je n'avais eu que ces vérités à démontrer; mais les causes de consomption dorsale sont beaucoup plus nombreuses et plus variées qu'on n'aurait pu le croire, et presque jamais elles ne sont isolées : ces causes d'ailleurs doivent servir de base au traitement. J'ai dû, par conséquent, m'efforcer d'en faire connaître, autant que possible, les moindres différences par des relations circonstanciées.

D'un autre côté, les effets des pertes séminales sont aussi très-variés; il n'est même presque aucune maladie que ces symptômes ne puissent simuler : s'ils égarent souvent le praticien, eux seuls peuvent, cependant, le mettre sur la voie des pollutions diurnes, presque toujours ignorées des malades.

Il m'eût été impossible de faire connaître toutes ces nuances de causes et d'effets, par des descriptions purement synthétiques : il en est résulté des répétitions que j'aurais voulu éviter; mais on ne saurait procéder dans la démonstration des opinions nouvelles comme dans leur simple exposition, quand elles sont une fois adoptées. Je crois même que ces nombreuses observations détaillées conserveront long-temps de l'importance.

A l'occasion des pertes séminales, j'ai abordé bien des questions étrangères à la médecine pratique, parce que le bonheur des individus, l'union et le repos des familles, la puissance et l'avenir des sociétés, ont les rapports les plus directs et les plus variés avec la génération. La moindre vérité relative à cette importante fonction intéresse toute l'espèce humaine, puisque la génération représente l'espèce entière, comme les fonctions cérébrales représentent l'homme social. J'ai indiqué toutes les applications qui m'ont paru se rattacher à ces faits, non-seulement pour en montrer l'importance; mais encore pour ouvrir la voie à d'autres observateurs et surtout aux penseurs. J'ai constamment émis mon opinion sans arrière-pensée, même à l'occasion des préjugés qu'on pourrait croire utiles, parce que l'erreur est toujours un mal; parce que ce n'est pas en fermant les yeux qu'on peut voir le danger et encore moins l'éviter.

D'un autre côté, les questions de cette nature ne peuvent guère être traitées que par des médecins et dans des ouvrages de médecine : par la forme et par le fond, elles repoussent l'immense majorité des lecteurs. — Tel qui dévore avidemment un roman licencieux bien gazé, ne voit qu'avec dégoût l'ouvrage sérieux et moral, dans lequel tout se trouve indiqué par son nom, sans que rien tende à flatter ni à corrompre l'imagination.

Enfin, le pouvoir abdique l'initiative des plus simples et des plus importantes mesures d'utilité publique. Le clergé, depuis long-temps, a perdu la trace et la conscience de sa mission primitive ; il n'est plus même en état maintenant de la remplir, puisqu'il s'est laissé déborder de tous côtés par le savoir des laïcs. Cette mission doit échoir à ceux qui sont en contact habituel avec toutes les sciences, à ceux qui voient de plus près toutes les misères humaines, dans toutes les classes de la société, et qui ont pris l'habitude de s'y dévouer comme à un devoir sacré.

FIN.

Omission à rapporter page 430.

Dans le § XVI, relatif à *l'action du nitrate d'argent*, il a été omis un article sur l'*hématurie*, qui devait faire suite à celui du *catarrhe chronique de la vessie.* Ce passage est trop étendu pour pouvoir être reproduit ici ; mais je dois faire connaître aux praticiens, que j'ai guéri, par la cautérisation de la vessie, des hématuries dont quelques-unes remontaient à 8 ou 10 ans, qui étaient devenues continues, et avaient jeté les malades dans un état de prostration extrême, accompagnée d'anémie, d'infiltration des membres, avec transparence et décoloration complète de la peau. Ces hématuries étaient entretenues, à la fin, par un état d'atonie; car elles diminuaient plutôt que d'augmenter par le mouvement de la voiture, etc.; cependant, elles n'avaient pas cédé aux toniques, aux astringens les plus puissans. Il a presque toujours suffi d'une seule cautérisation pour en amener la guérison, sans le secours d'aucun autre traitement. Les cas de cette nature résistent tellement à tous les moyens employés jusqu'à présent, que j'ai cru devoir réparer l'omission de ces faits, malgré l'irrégularité de cette note en cet endroit.

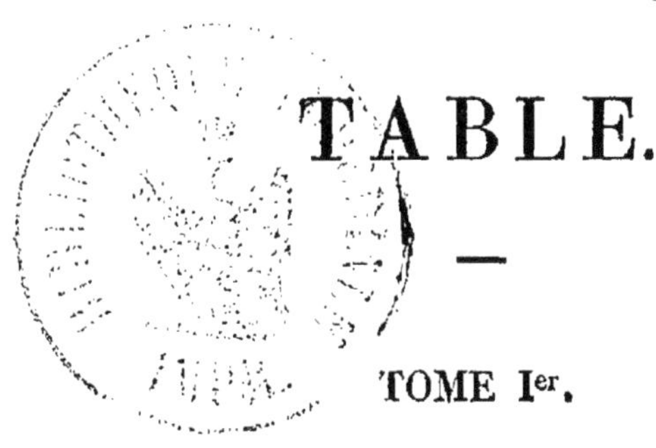

TABLE.

—

TOME Ier.

TOME II.

TOME III.

Pages.

Pages.

FIN DE LA TABLE.

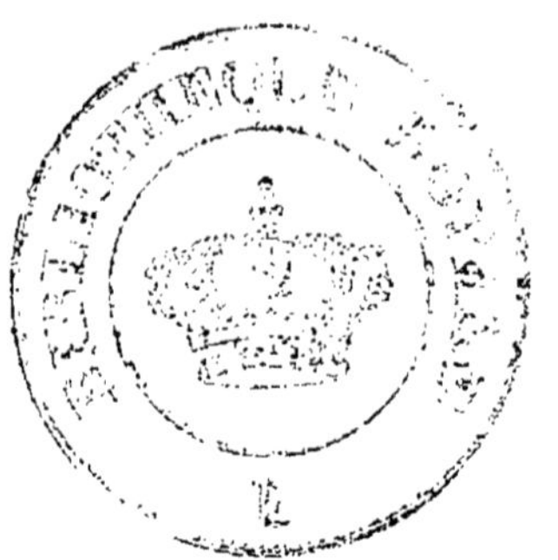

www.ingramcontent.com/pod-product-compliance
Ingram Content Group UK Ltd.
Pitfield, Milton Keynes, MK11 3LW, UK
UKHW012156240726
13966UKWH00002B/384

9 782012 882638